Die Lungentuberkulose

Eine Einführung

von

Dr. habil. Wilhelm Roloff

Chefarzt der Heilstätte Donaustauf bei Regensburg
der LVA. Niederbayern-Oberpfalz

Mit 31 Abbildungen und 6 Tabellen

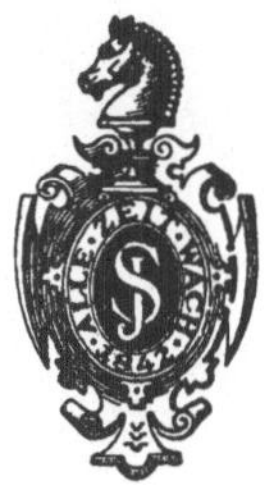

Berlin · Göttingen · Heidelberg
Springer-Verlag
1948

WILHELM ROLOFF
- Harburg a. d. Elbe, 7. 1. 1899

ISBN 978-3-642-86312-7   ISBN 978-3-642-86311-0 (eBook)
DOI 10.1007/978-3-642-86311-0

Veröffentlicht unter Zulassung Nr. US-W-1093
der Nachrichtenkontrolle der Militärregierung

Vorwort.

In den letzten Jahrzehnten ist das gesamte Gebiet der Tuberkulose durch eine Fülle von wissenschaftlichen Erkenntnissen und technischen Fortschritten vertieft und erweitert. Wenn es uns vorerst auch versagt blieb, *das* Heilmittel für die Tuberkulose zu finden, so ist die Entwicklung ihrer Diagnostik und Therapie doch wesentlich vorangekommen. Dieses Wissen ist aber noch längst nicht Allgemeingut aller Ärzte geworden, die sich mit der Tuberkulose auseinandersetzen müssen. Immer noch werden allzu viele Kranke nicht rechtzeitig erkannt und erfaßt, so daß sie zu spät zur Behandlung kommen und die schicksaltragenden Keime schon weitergegeben haben.

Die praktisch wichtigen Ergebnisse der Tuberkuloseforschung, an der deutsche Ärzte entscheidenden Anteil hatten, sind hier aus zwanzigjähriger Erfahrung heraus in großen Zügen dargestellt. Überholte Anschauungen, die immer noch fortwirken und das Bild der Tuberkulose verwirren, sind beiseite gelassen. Bei dem Ansteigen der Tuberkulose, *der* Nachkriegskrankheit, und bei dem Mangel an Lehrbüchern möge diese kurze Einführung, die aus einigen Aufsätzen in der ,,Ärztlichen Wochenschrift'' entstanden ist, recht viele Kollegen in der Praxis anregen, sich eingehender mit den Problemen der Tuberkulose zu beschäftigen und entschlossen an der großen Aufgabe ihrer Bekämpfung mitzuarbeiten.

Donaustauf, im August 1948.

W. Roloff.

Inhalt.

A. Die Tuberkulose.

Die *Tuberkulose*, die ihren in der ganzen Welt bekannten und gefürchteten Namen um 1830 von dem Würzburger Kliniker JOHANN LUCAS SCHÖNLEIN erhielt, umfaßt alle Vorgänge im menschlichen und tierischen Organismus, die durch den Tuberkelbacillus im Zusammenwirken mit zahlreichen Faktoren hervorgerufen werden.

Der Begriff der Tuberkulose reicht von der Krankheit, die ohne Übergang von der frühen oder späten Erstansteckung in unaufhaltsamem Fortschreiten den Wehrlosen dahinschwinden läßt, bis zu den vielfältigen Formen spezifischer Infektion, die nicht zur Erkrankung führen. Zwischen diesen beiden Polen breitet sich die ganze Fülle tuberkulösen Geschehens aus. Auch die ruhenden Herde unterhalten heimlich das Feuer, das beim Sinken der Abwehr noch nach Jahrzehnten überraschend aufflammen kann, bis die Tuberkulose, durch Erbgut und Umwelt ihres Trägers gelenkt, wieder zur Ruhe zurückkehrt oder sich in schubweisem Ablauf dem tödlichen Ausgang zuwendet (Abb. 8).

Als Infektionskrankheit ist das Wesen der Tuberkulose nicht erschöpfend zu deuten. Erbbiologie und Konstitutionsforschung, Epidemiologie und Hygiene, Pathologische Anatomie, Innere Klinik, Kinderheilkunde, Psychologie, Chirurgie und alle anderen Richtungen der gesamten Medizin und Naturheilkunde setzen sich ebenso wie Chemie und Physik unablässig mit den ungezählten Problemen auseinander, die hier aufgeworfen werden. Für die Sozialpolitik der ganzen Welt ist die Tuberkulosebekämpfung eine Aufgabe ohne Ende. Die bisherigen Maßnahmen in der Erfassung, Unterbringung und Fürsorge haben in geordneten Zeiten die Tuberkulose wohl einzudämmen und zurückzudrängen vermocht, aber wirtschaftliche und politische Erschütterungen lassen die allmählich absinkenden Zahlen der Tuberkulosemorbidität und -mortalität immer wieder emporschnellen. Die Aufwendungen aus öffentlichen Mitteln und Versicherungsbeiträgen für Heilverfahren, Renten und Unterstützungen stehen bei der Tuberkulose an erster Stelle vor allen anderen Krankheiten. Zur Linderung der Not bleibt den charitativen Organisationen ein weites Feld tätiger Nächstenliebe.

Die Tuberkulose geht ihre Wege nach eigenen Gesetzen und verschont kein Alter und keinen Stand. Schwer trägt der Mensch, in der

Blüte der Jahre und in der Vollkraft seines Schaffens von der Tuberkulose überfallen, an dem herben Geschick, das ihn aus seiner Bahn wirft und viele Hoffnungen und Pläne zerstört. Er empfindet diesen Anschlag auf seine Gesundheit und Arbeitskraft um so schmerzlicher, als das Odium, das der Tuberkulose von jeher anhaftet, und die berechtigte Furcht vor Ansteckung Mauern um ihn errichten, die ihn wie einen Aussätzigen von seinem gewohnten Lebenskreis fernhalten. Mehr Opfer als die Tuberkulose fordert der Krebs. Aber da er nicht unmittelbar übertragen wird und höhere Altersklassen bevorzugt, umgibt ihn die Tragik nicht in dem Maße wie die Tuberkulose. So werden Dichter und Schriftsteller von den menschlichen Problemen um die Tuberkulose immer wieder angezogen und zeichnen uns die Persönlichkeit der Kranken in all ihren Schattierungen vom ungehemmten Lebensgenuß des Leichtfertigen bis zur bewunderungswürdigen Haltung des Abgeklärten und vergessen nicht, mit zarten Strichen den seltsam rührenden Reiz der beauté phtisique anzudeuten.

Handel und Verkehr tragen mit der fortschreitenden Erschließung der Welt die Tuberkelbacillen in die letzten Winkel der bewohnten Erde. Wie ein Fluch lastet die Tuberkulose auf der Menschheit und greift tief in das Leben der Völker und des Einzelnen ein. Uns Ärzten bleibt die Verpflichtung, weiter zu helfen und nachzusinnen, bis wir die Rätsel um die Tuberkulose gelöst haben!

I. Der Tuberkelbacillus.

Der *Tuberkelbacillus* (Mycobacterium tuberculosis, Tuberculomycetes), im Jahre 1882 von ROBERT KOCH entdeckt und als Erreger der Tuberkulose eindeutig nachgewiesen, findet sich im spezifisch erkrankten Gewebe oder dessen Abscheidungen einzeln und auch gehäuft als schlankes, meist leicht gekrümmtes, unbewegliches Stäbchen, etwa halb so lang wie der Durchmesser eines roten Blutkörperchens. Gegenüber Säuren ist der Tuberkelbacillus von besonderer Festigkeit, die seiner Auflösung erheblichen Widerstand entgegensetzt. Eine eigentliche Wachshülle, wie sie bisher allgemein angenommen wurde, hat sich auch mit dem Elektronenmikroskop nicht sichtbar machen lassen. Ungefärbt sind die Tuberkelbacillen schwer zu erkennen. Nach Einwirken bestimmter Farbstoffe hebt sich aber auch ein einzelnes Stäbchen von seiner Umgebung ab. Gelingt der färberische Nachweis nicht, versucht man die Züchtung auf künstlichen Nährböden oder im Tierversuch (s. S. 65).

Vorerst muß weiter daran festgehalten werden, daß der Tuberkelbacillus nur in der Form des KOCHschen Stäbchens als Erreger der

Tuberkulose anzusehen ist. Die Annahme eines *ultravisiblen Tuberkulosevirus* ist bis heute noch nicht einwandfrei bestätigt worden.

Die *Vermehrung* der Tuberkelbacillen erfolgt durch einfache Querteilung im Bereich der Gewebsherde, gelegentlich vielleicht auch im strömenden Blut. Die *Menge* der innerhalb 24 Stunden im Auswurf ausgeschiedenen Bacillen geht bei fortgeschrittenen Tuberkulosen in die Millionen und Milliarden.

Der Tuberkulosebacillus enthält entsprechend seinen jeweiligen Lebensbedingungen in wechselnder Zusammensetzung *Lipoide, Kohlenhydrate, Eiweißkörper und anorganische Bestandteile* (Phosphor, Calcium, Magnesium, Chlor u. a.), außerdem *Fermente* zur Eiweiß-, Stärke- und Fettspaltung und schließlich Pigmente.

Tuberkelbacillen kommen in der Natur nicht frei vor. Sie sind zur Erhaltung ihrer *Lebensfähigkeit* an den menschlichen oder tierischen Organismus gebunden oder an entsprechende künstliche Nährböden, die bei Körperwärme gehalten werden. Losgelöst hiervon verlieren sie ihre Virulenz und gehen nach kürzerer oder längerer Zeit zugrunde. Gegen *Austrocknung* sind Tuberkelbacillen recht widerstandsfähig und können in diesem Zustand, z. B. in eingetrockneten Tröpfchen auf Taschentüchern, Wäsche und Kleidungsstücken, mehrere Tage bis zu einigen Wochen infektionsfähig bleiben. *Kälte* und Wiederauftauen beeinflußt die Tuberkelbacillen nicht sonderlich, wie sie sich auch in *Feuchtigkeit*, z. B. Sputumballen, Wasser, Milch und Schlammabsetzungen, längere Zeit halten und zuweilen noch nach einem Jahr virulent sind. *Belichtung* wird weniger gut vertragen. Bei Tageslicht bleiben Tuberkelbacillen je nach der Helligkeit einige Tage bis Wochen am Leben. Direkte Besonnung tötet sie je nach der Intensität schon in einigen Minuten oder Stunden ab. *Erhitzen* vernichtet sie bei 65^0 nach 15 Min. und bei 85^0 nach 1 Min. Bei 100^0 (durch Kochen oder strömenden Dampf) sterben sie sofort ab.

Als anerkannte *Pasteurisierungsverfahren* zum Freimachen der Milch von pathogenen Keimen, auch von Tuberkelbacillen, gelten Dauererhitzung von 63—65^0 von mindestens einer halben Stunde, *Momenterhitzung* in dünner Schicht auf 85^0 oder *Hocherhitzung* durch mittelbar einwirkenden Wasserdampf im Wasserbad für mindestens 1 Min. auf mindestens 85^0. Molkereibutter, Käse und Quark dürfen nur aus pasteurisierter Milch hergestellt werden (Verordnung vom 15. 5. 1931 zum Reichsmilchgesetz vom 21. 7. 1930).

Für die *Vernichtung* von verstreuten Tuberkelbacillen steht heute die Einwirkung von *Hitze, Sonne, Licht und Luft*, sowie die gründliche Säuberung durch *Scheuerdesinfektion* mit Wasser, Soda und Seife im Vordergrund. Wichtig ist es, die Tuberkulosekranken zur *Hustendisziplin* zu erziehen und sie daran zu gewöhnen, daß sie den Auswurf stets in einem Gefäß auffangen und ihn einwandfrei physikalisch (Verbrennen,

Kochen, Dampf) oder chemisch unschädlich machen. Zur *chemischen Desinfektion* von Auswurf und tuberkelbacillenhaltigen Gegenständen sind 5%ige Lösungen von Alkalysol, TB-Bacillol, Chloramin, Parmetol und Baktolan amtlich zugelassen. Baktol, Sagrotan und Kresolpräparate eignen sich zur Sputumvernichtung nicht, da sie die Schleimhülle des Auswurfs nicht auflösen und infolgedessen nicht an die Bacillen herankommen. Gebrauchte Leib- und Bettwäsche wird in 3%igen Lösungen von Kresolseife, Baktol, Sagrotan, Carbolsäure oder bei geringer Beschmutzung in Sodalösung eingeweicht, dann gekocht und gewaschen. Eßgeschirr wird in heißem Sodawasser gespült. Für die Händedesinfektion ist die gründliche Reinigung mit Wasser und Seife ohne besondere Zusätze ausreichend. Wohnräume, nicht waschbare Kleidungsstücke, Wolldecken u. a. können durch Verdampfen oder Versprühen von Formalin entseucht werden.

Das Ausgießen von nichtdesinfiziertem Auswurf in Abortanlagen reichert die durch die Stuhl- und Harnentleerungen, sowie das Mundspülwasser Tuberkulöser an sich schon mit Tuberkelbacillen beladenen *Abwässer* von Heilstätten und Krankenhäusern noch mehr an und ist daher zu untersagen. Nach verschiedenen Untersuchungen ist auch in städtischen Abwässern immer mit dem Vorhandensein von mehr oder weniger großen Mengen von Tuberkelbacillen zu rechnen. Die dadurch gegebene Möglichkeit einer Verbreitung der Tuberkulose darf praktisch aber nicht überschätzt werden! Wenn auch die biologische Reinigung in den Kläranlagen die Tuberkelbacillen nicht ausreichend vernichtet, so werden diese auf den Rieselfeldern Sonne und Licht stark ausgesetzt und gehen im allgemeinen bald zugrunde. Aber auch dann, wenn solche Rieselfelder für den Anbau von Gemüse zur tierischen Nahrung benutzt werden, richten vereinzelte Tuberkelbacillen, die den Bodenfrüchten anhaften, nach den bisherigen Erfahrungen ebensowenig Schaden an, wie die zur Schweinemast verwendeten *Abfälle* von Nahrungsmitteln aus Lungenheilstätten. Der Typus humanus ist zudem für Tiere, namentlich für Rinder und Schweine, kaum pathogen. Um jeder Beanstandung zu begegnen, kann man diese Gemüse und Abfälle in gekochtem Zustand verfüttern, da eine halbstündige Erhitzung derselben auf 65° nach Untersuchungen des Reichsgesundheitsamtes schon ausreicht, um die Tuberkelbacillen mit Sicherheit abzutöten. Werden die geklärten Abwässer in Flußläufe geleitet, tritt in einiger Entfernung von der Einmündungsstelle sehr bald eine so starke Verdünnung ein, daß die Tuberkelbacillen sich nicht mehr nachweisen lassen und als Infektionserreger, etwa für Badende, keine Bedeutung mehr haben. Fische erkranken nur durch Kaltblüterbacillen. Wo Tuberkulosekrankenhäuser und -heilstätten in unmittelbarer Nähe von Ortschaften gelegen sind, kann es zur Abwehr verständlicher Angriffe von seiten der beunruhigten Anwohner angezeigt sein, besonders eindrucksvolle Maßnahmen für die Vernichtung der Tuberkelbacillen zu treffen. So haben z. B. RIMPAU und STRELL die automatische Abwasserchlorierung in einem Desinfektionsschacht hinter der Kläranlage empfohlen. Schlamm, der sich in den Gruben abgesetzt hat und in gewissen Abständen ausgeräumt wird, kann nach längerer Einwirkung von übergestreutem Chlorkalk unbedenklich für landwirtschaftliche und gärtnerische Zwecke verwendet werden.

Bei den Tuberkelbacillen werden drei verschiedene *Typen* unterschieden. Die menschliche Tuberkulose geht im allgemeinen auf den *Typus humanus* zurück, die der Rinder auf den *Typus bovinus* und die des Geflügels auf den *Typus gallinaceus*, auch Typus avium. Man nimmt heute als wahrscheinlich an, daß sich die einzelnen Typen im Laufe eines langen Zeitraumes durch Anpassung an den Wirtsorganismus als Varietäten aus einer gemeinsamen Urform entwickelt haben, jetzt aber konstant bleiben und sich nicht wieder in einen anderen Typus umwandeln, auch wenn sich hier und dort einmal Übergangsformen herauszubilden scheinen. Die verschiedenen Typen zeigen in ihrer Morphologie, ihrem Wachstum und ihrer Pathogenität gewisse Eigenheiten, die eine Differenzierung möglich machen. Dies ist um so wichtiger, weil sich die einzelnen Typen nicht auf den Menschen bzw. auf bestimmte Tierklassen beschränken. So erkranken gelegentlich auch Menschen durch den Typus bovinus, während andererseits Tiere, wenn auch selten, durch den Typus humanus infiziert werden können. Den Anteil der Ansteckung mit dem Typus bovinus bei der Lungentuberkulose der Erwachsenen in Deutschland schätzt BR. LANGE auf etwa 1—2%. Bei der extrapulmonalen Tuberkulose, insbesondere bei der Lymphknoten-, Haut- und Knochentuberkulose der Kinder, ist die bovine Infektion wesentlich häufiger, vielleicht 10—30%. Schon vor dem letzten Kriege hat man in Deutschland und in anderen Ländern ein Ansteigen der Fütterungstuberkulose beobachtet und eine schärfere Überwachung der Milch gefordert.

Nach Aufhebung des *Tuberkulosetilgungsverfahrens*, das tuberkulöse Rinder allmählich ausmerzen sollte, ist die Tuberkulose in den deutschen Rinderbeständen erheblich angestiegen. Trinken roher Milch ist daher gefährlich, und gesundheitspolizeiliche Vorschriften raten dringend an, die Milch vor dem Genuß kurz aufzukochen; ihr Gehalt an Vitaminen wird übrigens dadurch kaum beeinträchtigt.

Das *Muskelfleisch tuberkulöser Schlachttiere* kann unter bestimmten Voraussetzungen zur menschlichen Nahrung verwertet werden, wie es im Fleischbeschaugesetz vom 29. 10. 1940, § 36, 2, Nr. 1 der Ausführungsbestimmungen geregelt ist. Taugliches Fleisch kann ohne Einschränkung roh in den Metzgereien verkauft werden. Minderwertiges Fleisch ist roh, bedingt taugliches Fleisch gekocht, gebrüht oder gepökelt auf der Freibank zu verkaufen. Als untauglich bewertetes Fleisch, insbesondere von stark abgemagerten tuberkulösen Tieren, darf zur menschlichen Nahrung nicht verwendet werden.

Bei der sog. *Kaltblütertuberkulose* (Schildkröten, Frösche, Fische u. a.) handelt es sich um ein tuberkuloseähnliches Krankheitsbild, keine eigentliche Tuberkulose, hervorgerufen durch säurefeste Saprophyten, die morphologisch und färberisch große Übereinstimmung mit den Tuberkelbacillen aufweisen und ihnen auch sonst nahestehen. Verwandt ist der Tuberkuloseerreger auch mit dem äußerlich ähnlichen *Leprabacillus*, wie sich auch manche Erscheinungen beider Krankheiten gleichen, z. B. die tuberkulide Form der Hautlepra. Einige Anzeichen deuten auch auf einen Zusammenhang der *Aktinomycesarten* mit dem Tuberkulosebacillus hin.

Unter *Virulenz* wird in der Bakteriologie die Fähigkeit eines Erregers verstanden, sich im lebenden Organismus zu vermehren, arteigenes Gift zu bilden und an den Körper abzugeben. Die Tuberkelbacillen haben bei den einzelnen Kranken eine verschieden starke Virulenz, die nach der Prüfung im Tierversuch aber keine so erheblichen Abweichungen zeigt, daß sie zur Erklärung für die unterschiedliche Gestaltung der Tuberkulose verantwortlich gemacht werden könnte. Dagegen ist die Virulenz bei der Lungentuberkulose gewöhnlich auffällig stärker als bei den extrapulmonalen Herdsetzungen, vor allem beim Lupus. Es lassen sich hier aber noch keine gesetzmäßigen Zusammenhänge zwischen Art und Schwere einer Tuberkulose und der Virulenz der ausgeschiedenen Tuberkelbacillen erkennen, so daß für das Zustandekommen der Infektion und ihren weiteren Verlauf vorerst die Virulenz des Erregers in ihrer Bewertung gegenüber der natürlichen Resistenz des infizierten Organismus ganz zurücktritt. Nicht zu verwechseln mit der Virulenz ist die *Pathogenität*. So ist z. B. der Typus bovinus, auch wenn er sich bei der Testung wiederholt als schwach erwiesen hat, dem Kaninchen gegenüber wesentlich stärker pathogen als ein Humanusstamm, dessen Virulenz als stark befunden wurde.

Die *Übertragung* der Tuberkulose beim Menschen erfolgt überwiegend auf dem Wege vom Kranken zum Gesunden durch Einatmen der Bacillen aus dem verstreuten Auswurf (Inhalationstuberkulose). Die Infektion durch die übrigen Ausscheidungen, wie Eiter, Harn und Stuhl steht dahinter ganz zurück (Impftuberkulose durch Schmierinfektion). Neben der Verbreitung der Tuberkulose durch den Menschen selbst ist die Ansteckung durch die Milch perlsüchtiger Kühe von Bedeutung (Fütterungstuberkulose).

Für das Zustandekommen der Übertragung von Tuberkelbacillen und das erste Haften in dem bis dahin gesunden Organismus werden Eintrittspforte, Dosis und Häufigkeit der Infektion verschieden bewertet.

Als *Eintrittspforte* für die Tuberkelbacillen in den Körper kommen praktisch nur Lungen, Darm und Haut in Frage. Dabei steht das Eindringen der Keime durch die oberen Luftwege in die *Lungen* bei weitem an erster Stelle. Die Tuberkelbacillen gelangen wahrscheinlich weniger durch die beim Husten verstreuten Tröpfchen (FLÜGGE) als durch den aus der Umgebung des Kranken von Taschentüchern, Bettzeug u. a. aufgewirbelten unsichtbaren feinen Bacillenstaub (BR. LANGE) über die Schleimhäute des Nasenrachenraumes in die Lungen bis zum Acinus. Vom *Darm* aus können Tuberkelbacillen mit der Milch eutertuberkulöser Kühe, besonders bei Neugeborenen und Kindern, in den Körper eindringen. Zu diesen Fütterungstuberkulosen rechnet man auch einen Teil der tuberkulösen Halslymphknotenerkrankungen, deren Entstehen ebenfalls auf die Aufnahme von Tuberkelbacillen mit der infizierten Nahrung zurückgeführt wird. Aufbringen von Tuberkelbacillen auf die unverletzte *Haut* oder auf die Schleimhäute läßt es allein gewöhnlich nicht zu einem Angehen der Infektion kommen. Hierzu muß erst eine Gewebsschädigung durch Schnitt, Stich, Riß, Abschürfung oder eine entsprechende andere Herabsetzung der Widerstandskraft vorausgegangen sein. So entsteht z. B. der sog. Leichentuberkel der Pathologen und Sektionsgehilfen am Ort kleiner Hautwunden durch Schmierinfektion beim Berühren von eröffneten tuberkulösen Organen.

Die *Infektionsdosis* kann gering, mäßig oder massiv sein und müßte sich theoretisch entsprechend langsam oder schneller, schwächer oder stärker auswirken. Nach den Untersuchungen von BR. LANGE ist aber die bereits im Jahre 1882 von R. KOCH in seiner klassischen Arbeit über die Entdeckung des Tuberkelbacillus geäußerte Ansicht, daß zur Infektion schon ein einziger Tuberkelbacillus ausreicht, für das Meerschweinchen als gesichert, für den Menschen als wahrscheinlich anzusehen. Die Tatsache, daß sich fast immer nur *ein* tuberkulöser Primärherd findet, läßt sich zwanglos als Bestätigung für die Wirksamkeit einer solchen Infectio minima heranziehen. Damit tritt die Bedeutung der Infektionsdosis stark in den Hintergrund, und für den späteren Ablauf der Tuberkulose spielt die Stärke der primären Ansteckung gegenüber der jeweiligen Beschaffenheit des Nährbodens wahrscheinlich ebenfalls keine entscheidende Rolle. Nur muß man zugeben, daß große Bacillenmengen die Möglichkeit einer Infektion erhöhen, während bei geringer Keimzahl die Stäbchen weniger leicht bis zum Lungengewebe vordringen können, weil sie schon vorher abgefangen werden. Man sollte daher mehr von einer *massiven Gefährdung* als von einer massiven Infektion sprechen (ULRICI). Daß unter außergewöhnlichen Bedingungen, bei denen der gesamte Organismus mit Tuberkelbacillen geradezu überschwemmt wird — wie bei den Lübecker Säuglingen oder bei intravenösen Injektionen im Tierversuch — auch das Infektionsgeschehen katastrophaler abläuft als im täglichen Leben, ist verständlich. Anders als bei der Erstansteckung liegen die Dinge bei erneuter Aufnahme von Tuberkelbacillen nach erfolgter, aber noch nicht zur Ruhe gekommener Erstinfektion, bei der sog. Superinfektion. Hier kann die Menge und Wiederholung der Ansteckung Anlaß zu einem Fortschreiten der Tuberkulose werden (s. S. 31).

Hinsichtlich der *Häufigkeit* der Infektion unterscheidet man nach REDEKER eine *gelegentliche*, eine *einschleichende* und eine *Überfallsinfektion*. Die Möglichkeit, Tuberkelbacillen aufzunehmen, wird davon abhängen, ob die Ansteckungsquelle in der Familie, in der Wohngemeinschaft, im Beruf oder im allgemeinen Verkehr zu suchen ist. Da sich der Infektionsvorgang beim Menschen unmerklich vollzieht, sind wir immer nur auf Vermutungen angewiesen, welche Art der Ansteckung im Einzelfall wirksam wurde.

Der Tuberkulosekranke ist der Verbreiter der Tuberkulose! Tuberkelbacillenträger ohne aktive Tuberkulose — etwa wie die klinisch gesunden Diphtherie- und Typhusbacillenausscheider — gibt es nicht! Es ist bisher auch noch nicht erwiesen, daß Tuberkelbacillen durch die Hände oder die Kleidung gesunder Personen, die mit Kranken in Berührung gekommen waren, übertragen wurden und zu Erkrankungen Dritter geführt haben. Ebenso müssen Angaben, daß eine tuberkulöse Ansteckung allein durch bacillenhaltige Gebrauchsgegenstände ohne Kontakt mit dem Kranken selbst erfolgt ist, stets mit Zurückhaltung aufgenommen werden. Bücher, Akten, Geldscheine, Briefe, Briefmarken usw. haben für die Verbreitung der Tuberkulose praktisch ebensowenig Bedeutung wie Fernsprechgeräte, Eßgeschirre, Biergläser usw. und wie die Übertragung von Tuberkelbacillen durch Nahrungsmittel (außer Milch!) oder durch Fliegen und andere Insekten. Nicht restlos geklärt ist die Frage, ob sich in Räumen, die von Offentuberkulösen bewohnt wurden, Tuberkelbacillen jahrelang an den Wänden und auf dem Fußboden infektionstüchtig halten und bei einem späteren Bewohner zu einer Tuberkulose führen können. Der Bakteriologe wird nach seinen Feststellungen eher bereit sein, hier zu bejahen, während die allgemeine ärztliche Erfahrung nicht für diesen Infektionsweg spricht, wenn auch die Möglichkeit einer solchen Ansteckung unter besonderen Umständen, etwa bei einem Säugling, der auf dem Boden einer unsauberen Wohnung umherkriecht und alles in den Mund steckt, nicht ganz ausgeschlossen werden kann.

Als *tuberkulosegefährdet* wird nach der heutigen Auffassung nur derjenige angesehen, der in der Umgebung Ansteckendtuberkulöser lebt oder arbeitet! Bei jeder Erkrankung eines Menschen ist daher zunächst in der Familie, dann in seinem weiteren Lebenskreis nach einem Offentuberkulösen zu fahnden. Eine besondere Stellung nimmt die gelegentliche Infektion von Ärzten und ärztlichem Personal bei Arbeiten im Laboratorium mit Bacillenkulturen und bei der Sektion tuberkulöser Leichen ein.

Dem *Schutz des Pflegepersonals* vor Ansteckung an Tuberkulose dienen die Unfallverhütungsvorschriften der Berufsgenossenschaft für Gesundheitsdienst und Wohlfahrtspflege, Teil II. Abschnitt 1 A. Tuberkulosekrankenanstalten oder -abteilungen sowie Lungenfürsorge- und Beratungsstellen §§ 64—73.

Nach Ziffer 26 der 4. Verordnung über Ausdehnung der Unfallversicherung auf Berufskrankheiten vom 29. 1. 1943 wird nachweislich im Gesundheitsdienst erworbene Tuberkulose als *entschädigungspflichtige Berufskrankheit* anerkannt.

Eine *angeborene Tuberkulose* durch *germinale* Infektion (männliche oder weibliche Keimzellen als Überträger) ist beim Menschen noch nicht festgestellt worden und wird auch allgemein abgelehnt. Eine *placentare* Infektion (Übergang von Tuberkelbacillen von der erkrankten Mutter durch die Placenta über das Nabelvenenblut oder Aspiration von Tuberkelbacillen aus dem Fruchtwasser bei käsiger Placentartuberkulose) kommt nur äußerst selten vor und geht mehr den Pathologen als den Kliniker an, da solche Früchte fast immer vorzeitig absterben. Die Erfahrung zeigt, daß auch von schwertuberkulösen Müttern ausgetragene und lebendgeborene Kinder, die sofort nach der Geburt getrennt werden, tuberkulosefrei sind. Eine Tuberkuloseinfektion auf dem *Genitalwege*, etwa die Ansteckung einer gesunden Frau durch die Urogenitaltuberkulose des Mannes, ist nicht völlig auszuschließen, bisher aber noch nicht durch einwandfreie Feststellungen gesichert.

Auch ein Übergang von Tuberkelbacillen aus dem Blut eines tuberkulösen Spenders auf den gesunden Empfänger gelegentlich einer *Bluttransfusion* wurde bisher nicht nachgewiesen und ist auch wenig wahrscheinlich, da Tuberkelbacillen sich nur unter besonderen Bedingungen (Miliartuberkulose, Endstadium u. a.) im strömenden Blut aufhalten. In den gesetzlichen Bestimmungen über die Auswahl der Blutspender (Runderlaß des Reichsinnenministeriums vom 5. 3. 1940), die eine regelmäßige Überwachung des Gesundheitszustandes in vierteljährlichen Abständen vorsehen, ist die Tuberkulose nicht ausdrücklich aufgeführt, doch ist für künftige Vorschriften die Festlegung laufender Untersuchungen auf aktive Tuberkulose mindestens durch Röntgendurchleuchtung unbedingt zu fordern, um jegliche Übertragungsmöglichkeit auszuschließen. Übrigens führten Reinkulturen virulenter Tuberkelbacillen, die Ärzte sich in heroischen Selbstversuchen oder in selbstmörderischer Absicht intravenös eingespritzt hatten, meist nur zu einer vorübergehenden leichten Toxinschädigung, und nur ganz selten ist über die Entstehung einer Miliartuberkulose mit tödlichem Ausgang berichtet.

Die Übertragung der Tuberkulose geht vom Menschen zum Menschen! Von dieser Erkenntnis, an der auch die gelegentliche Infektion auf anderen Wegen nicht viel ändert, muß die vorbeugende Hygiene jedes Einzelnen ebenso wie die umfassende Tuberkulosebekämpfung durch die öffentliche Fürsorge ausgehen. Je enger und häufiger der *persönliche Kontakt* zwischen Kranken und Gesunden ist, um so leichter wird eine Ansteckung zustande kommen. Übersteigerte *Bacillenfurcht*, die ängstlich alle Gegenstände meidet, die ein Tuberkulöser vielleicht einmal berührt hat, ist ebensowenig angebracht wie das völlige Außerachtlassen jeder gebotenen Vorsicht. In der Not der gegenwärtigen Wohndichte ist es mehr denn je Pflicht des Arztes in der Sprechstunde, am Krankenbett, in der Fürsorge und in der Heilstätte durch eindringliche *Belehrung* dem Erkrankten und seiner Umgebung klarzumachen, wo die wirklichen Gefahrenquellen für die Ansteckung bei der Tuberkulose liegen!

II. Der Organismus, Anfälligkeit und Abwehr.

Es gibt bisher keinen Beweis dafür, daß bestimmte Menschen vor dem Tuberkelbacillus gefeit sind. Vielmehr haben wir mit der Tatsache zu rechnen, daß allen Menschen eine *Anfälligkeit* für die Tuberkuloseansteckung eigentümlich ist. Eine andere Frage ist es, ob diese generelle

Disposition für Tuberkulose bei dem Einzelnen früher oder später von der Infektion zur Erkrankung führt und ob außerdem noch eine besondere *Hinfälligkeit* an Tuberkulose besteht. Weshalb überwindet bei dieser allgemeinen Tuberkuloseempfänglichkeit des ganzen Menschengeschlechtes der eine die Infektion mühelos, während der andere hoffnungslosem Siechtum verfällt? Das ist das Kernproblem der Tuberkulose!

Dem Angriff des Tuberkelbacillus setzt jeder Organismus seine ihm eigene Abwehrkraft, die *natürliche Resistenz* (BR. LANGE), entgegen, die schon beim Neugeborenen erkennbar wird. Dabei erscheint der Tuberkelbacillus im wesentlichen als der konstante, der persönliche Widerstand als der variable Faktor, dessen Stärke letzten Endes den Ausschlag gibt. Während ein kleinerer Teil der Menschen den toxischen Auswirkungen der Tuberkulose allen Mühen zum Trotz erliegt, wird die überwiegende Zahl — in Mitteleuropa vor dem Kriege vielleicht 90% — ohne zu erkranken, mit dem eingedrungenen Erreger fertig. Zwischen diesen Widerstandsfähigen und jenen Widerstandslosen finden sich die vielfältigen Übergänge labiler Widerstandskraft. Das ist die Gruppe, bei der ärztliches Handeln, rechtzeitig und planmäßig durchgeführt, die unzureichende oder erlahmende Resistenz oft noch erfolgreich zu steigern und zu stützen vermag.

Die individuelle Widerstandskraft ist das Ergebnis des Mit- und Gegeneinanderwirkens zahlreicher Faktoren, die sich im einzelnen nicht immer vollständig erfassen lassen, in vielen Zügen uns aber bekannt sind. Ihre Grundlage ist die jeweilige *Konstitution*. Darunter verstehen wir hier die Körperverfassung und ihre Reaktionsfähigkeit als Produkt der Auseinandersetzung der aus der *Erbanlage* entwickelten Eigenart mit der *Umwelt* und mit *besonderen Dispositionen*.

a) Erbanlage.

Die *prämorbide Persönlichkeit* (SIEBECK) trägt auch bei der Tuberkulose den Grundriß ihres Schicksals in sich. In den Aufbau des Lebens kann aber die Änderung des überkommenen Erbgutes durch die Umwelt entscheidend eingreifen, wie wir gerade heute immer wieder feststellen müssen, wenn die Härte der äußeren Daseinsbedingungen die zu einer anderen Zeit ausreichenden Abwehrkräfte einfach beiseite schiebt.

Tuberkulose bei Eltern und Voreltern wird für die Nachkommen immer noch zu häufig als *erbliche Belastung* gewertet, und fast zwangsläufig setzt die Vorstellung einer Gefährdung im Sinne erhöhter Empfänglichkeit und Hinfälligkeit ein. Daß nicht die Tuberkulose vererbt wird, aber die Anlage zur Tuberkulose auf die Nachkommen übertragen werden kann, ist bekannt. Eine Tuberkulose bei den Eltern oder Voreltern wirkt sich bei den Kindern und Enkeln ganz verschieden aus.

In dem einen Fall führt die Tuberkulose nach frühzeitiger Infektion unaufhaltsam zum Tode. Bei einem anderen Kinde weckt die Ansteckung in den ersten Lebensjahren eine nachhaltige Abwehr, die auch im späteren Leben einen Übergang der tuberkulösen Infektion in Krankheit verhindert. Tuberkulose in der Familie kann dort zu einer schweren Belastung werden, wo durch den Erbgang eine spezifische Anfälligkeit und Hinfälligkeit weitergegeben wurde. Ohne Frage gibt es Sippen, bei denen die Tuberkulosen auffallend schwer verlaufen und oft ungünstig ausgehen, so daß ganze Familien durch die Tuberkulose aussterben. Neuere Arbeiten haben in Verbindung mit der Zwillingsforschung eindeutig dargetan, daß es eine spezifische erbliche Tuberkulosedisposition gibt, die bewirkt, daß ihr Träger eine größere Anfälligkeit gegenüber der tuberkulösen Infektion zeigt und mit überdurchschnittlicher Wahrscheinlichkeit an Tuberkulose erkrankt. Diese Zusammenhänge sind stets kritisch zu prüfen. Erkrankt etwa ein Sohn, der nach seiner ganzen Erscheinung der an Tuberkulose verstorbenen Mutter ähnlich ist, an Tuberkulose, so wird er voraussichtlich ebenfalls eine ungünstige Prognose haben, während die gleichzeitig von der Mutter infizierte Tochter, die dem gesunden Vater nachartet, die Tuberkuloseansteckung und deren Weiterentwicklung weniger als erbliche Belastung, sondern mehr als „intrafamiliäre Infektion" durchmacht und eher Aussicht hat, die Tuberkulose zu überwinden. Man wird also beim Tuberkulösen das Vorkommen von Tuberkulose in der Familie nicht von vornherein als sichere Belastung bewerten dürfen.

Bekannt ist das Wort, daß der Tuberkulöse an seinem *Charakter* stirbt. Man ist geneigt, und diese Auffassung erhält aus der ärztlichen Erfahrung heraus manche Stütze, daß eine in sich geschlossene, gefestigte Persönlichkeit im allgemeinen besser mit der Tuberkulose fertig wird als der Unausgeglichene, dessen leichtsinniger, schwankender oder pessimistischer Lebensauffassung die notwendige innere Abwehrbereitschaft fehlt. Es gibt aber auch Beispiele, die für das Gegenteil zeugen, und so läßt sich der individuelle Anteil des Erkrankten an seiner Tuberkulose nicht leicht abschätzen. In der *Persönlichkeit* aber ruhen die Wurzeln des Tuberkulosegeschehens!

Bisher hat man mehr die äußeren Merkmale heranzuziehen versucht und sah im *Habitus* einen Faktor, der durch Messen und Wiegen exakt bestimmt werden kann. Aber auch hier fanden sich sehr bald Grenzen. Erschien es zunächst, als ob der lang aufgeschossene, zartgliedrige Körperbau mehr zur Tuberkulose neigt, kam man bei den Versuchen, für die Zusammenhänge zwischen Tuberkulose und Konstitution zuverlässige Unterlagen zu schaffen, zu der Feststellung, daß die Tuberkulose *alle* Körperformen befällt, oft gerade den Astheniker ausläßt und den Pykniker bevorzugt (Abb. 25). Man hatte auch übersehen, daß die Asthenie häufig nicht Ursache, sondern Folge der Tuberkulose ist, deren gestaltende Kraft das Erscheinungsbild abzuwandeln und zu verdecken vermag. Als nicht unwesentlich für die Beurteilung des Ablaufs einer Tuberkulose gilt manchem die Haarfarbe als hervorstechender Faktor der Beziehungen zwischen Haut-, Haar- und Augenfärbung, der *Komplexion*. Es scheint, daß in Mitteleuropa blonde, hellhäutige Menschen bei einer Tuberkulose ganz allgemein besser daran sind als dunkelhaarige und dunkelhäutige, doch ist auch diese Frage noch umstritten, da bei solchen Vergleichen noch sehr viele andere Momente zu berücksichtigen sind. Dagegen wird die Prognose bei den zarthäutigen Rotblonden übereinstimmend als wenig günstig angesehen.

Wichtiger als der Körperbau ist die *Reaktionsweise* des Organismus, wie sie z. B. bei der *exsudativ-lymphatischen Diathese* (CZERNY 1905) ihren sichtbaren Ausdruck findet. Namentlich im Kindesalter bis zur Pubertät bedeutet diese Art der Reizbeantwortung mit der Überempfindlichkeit der Haut und Schleimhäute, sowie der Neigung zu Schwellungen der Lymphknoten einen gewissen Schutz, der die Ausbreitung der Tuberkulose eindämmt und es meist nur zu den früher als Skrofulose bekannten Bildern mit der pastösen, ekzembereiten Haut, den entzündeten Lidrändern, der aufgeworfenen Nase und Oberlippe und den vergrößerten Halsdrüsen kommen läßt. Bei dieser *reizbaren Konstitution* nehmen die Lungenveränderungen, denen die sog. Infiltrierungen ein charakteristisches Gepräge geben, gewöhnlich einen gutartigen Verlauf (KLARE). Diese Art des Ansprechens auf die Tuberkuloseinfektion ist nur ein Beispiel dafür, wie nicht die Form des Körpers, sondern seine *Funktion* als Ausdruck der gesamten aus Erbgut und Umwelt gewordenen Persönlichkeit das Entscheidende für die Entstehung und Formung der Tuberkulose ist!

Noch andere Eigenschaften, die auf die Entwicklung einer Tuberkulose Einfluß nehmen, werden dem Organismus im Erbgang mitgegeben. Sie lassen sich aber bei dem Einzelnen nicht erkennen und gewinnen erst Bedeutung bei vergleichender Betrachtung der Bevölkerung verschiedener Gebiete in ihrem Verhalten gegenüber der Tuberkulose.

Bei dem Eindringen in Länder, die dem allgemeinen Verkehr bis dahin nicht geöffnet waren, breitet sich die Tuberkulose zunächst wie eine Seuche aus und rafft viele der weniger Widerstandsfähigen bald dahin. Nicht anders ist es, wenn Angehörige solcher Völker plötzlich in eine Umgebung verpflanzt werden, in der die Tuberkulose seit langer Zeit heimisch ist. Die Entwicklung der Tuberkulose bei den Senegalnegern, Kirgisen, Kalmücken u. a., die durch äußere Ereignisse aus der Abgeschiedenheit ihres Daseins herausgerissen wurden, ist noch in unseren Tagen ein Beispiel dieses immer seltener werdenden primären Durchseuchungsvorganges, der in absehbarer Zeit auch die letzten noch unberührt lebenden Völker und Stämme erfaßt haben wird. Je enger ein Gebiet bewohnt ist, desto schneller geht die *Durchseuchung* vonstatten. Dabei geht die Sterblichkeitskurve schnell hoch und sinkt dann allmählich ab. In schwächer besiedelten Agrarländern vollzieht sich dieser Vorgang wesentlich langsamer als in Gebieten mit intensiver Industrie.

So findet im Laufe von Generationen eine allmähliche Verringerung und *Ausmerze der Hinfälligen* statt. Da ihr Tod oft schon erfolgt, ehe sie dem Adoleszentenalter entwachsen sind, bleiben sie ohne Nachkommen und können ihre Hinfälligkeit nicht mehr weitergeben. Durch diese *Auslese* wächst die Zahl der Widerstandsfähigen, und die *Resistenz der Überlebenden* lenkt das Tuberkulosegeschehen aus dem akuten Stadium in die Bahn der chronischen Formen, wie sie bei den Kulturvölkern vorherrschen (BR. LANGE, LYDTIN).

Unter der Wirkung der Durchseuchung sinkt seit dem vorigen Jahrhundert die Kurve der *Tuberkulosesterblichkeit* in den Ländern mit fortgeschrittener Entwicklung zunehmend ab. In diesem säkularen Ablauf der Tuberkulose sind bisher auch dann keine grundsätzlichen Änderungen, sondern nur vorübergehende Störungen und Verzögerungen eingetreten, wenn äußere Eingriffe in die gewohnten Lebensbedingungen einmal für kürzere oder längere Zeit den Damm der erreichten Widerstandskraft durchbrachen. So fiel die Tuberkulosesterblichkeit in Deutschland, die im ersten Weltkrieg von 14,3 $^0/_{000}$ im Jahre 1914 auf 23,0 im Jahre 1918 angestiegen war, bereits 1921 wieder auf 13,6 ab, erhöhte sich während der Inflation im Jahre 1923 auf 15,1, war 1925 schon wieder auf 10,7 abgesunken und ging dann bis 1939 allmählich auf 6,0 herunter (Abb. 1, Tabelle 1). Diese Erfahrungen, die damals in gleichsinniger Weise auch in Frankreich und England gewonnen wurden, ermutigen den, der in größeren Zeiträumen denkt, zu der Hoffnung, daß sich die Tuberkulosemortalität nach der gegenwärtigen Todesernte unter den Hinfälligen (Vorwegnahme der Sterbefälle) und den durch Not aller Art Hinfälliggewordenen (Übersterblichkeit) in absehbarer Zeit wieder dem Kurvenablauf wie vor diesem Kriege angleicht und dann allmählich weiter bis zu der nicht mehr unterschreitbaren Grenze absinkt. Allerdings wird man für die Erholung des schwer angeschlagenen deutschen Volkskörpers nach diesem Kriege mit einer längeren Zeitspanne als nach dem ersten Weltkriege rechnen müssen, weil unser gesamter Lebensstandard mit den allgemeinen hygienischen Voraussetzungen allzu stark erschüttert ist. Es braucht hier nur auf die für die Zunahme der Tuberkulose so verhängnisvolle Unterernährung und Wohndichte hingewiesen zu werden, an der sich für die nächste Zeit kaum etwas ändern wird. Außerdem hat sich die Zusammensetzung der Bevölkerung des verbliebenen deutschen Bodens durch die Verschiebungen innerhalb des Reiches und durch die Hereinnahme der Umgesiedelten und Aus-

gewiesenen aus den Nachbarländern und den abgetrennten Gebieten
wesentlich verändert. Diese Umlagerungen, die den Charakter einer Völkerwanderung tragen, stören den Ablauf der allmählichen Durchdringung
mit der Tuberkulose. Große Teile der bereits resistenteren städtischen
Bevölkerung haben bei den umfangreichen Evakuierungen durch chronisch Kranke die Tuberkulose auf dem Lande verbreiten helfen. Noch

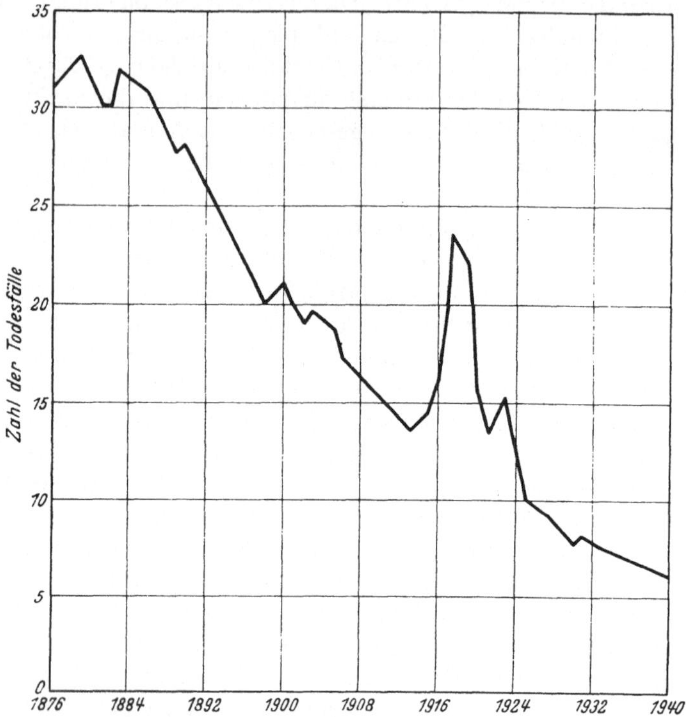

Abb. 1. Tuberkulosesterblichkeit in Preußen in den Jahren 1876—1940, berechnet auf je 10 000 Lebende.

stärker wird sich auswirken, daß bei den Umsiedlungen wenig durchseuchte Volksgruppen in Gegenden mit stärkerer Durchseuchung ansässig gemacht worden sind. Durch diese Vermischung verschieden
widerstandsfähiger Bevölkerungen erfährt der Durchseuchungsgang bei
den weniger Resistenten eine Beschleunigung, die noch für längere Zeit
in ihrer erhöhten Tuberkulosesterbeziffer zum Ausdruck kommen wird.
So formt die Durchseuchung neben anderen Faktoren in den einzelnen
Ländern die Tuberkulose und damit auch ihre Mortalität (Abb. 2).
Theoretisch müßte die Auslese schließlich ein festes Bollwerk absoluter
Resistenz schaffen. Die Erreichung dieses Zieles hat aber die Epidemiologie bisher nirgends nachweisen können. Vielmehr erleben wir heute
selber, daß die große Auslese, die der erste Weltkrieg mit seinen

gewaltigen Tuberkuloseopfern für das deutsche Volk bedeutete, nicht dazu geführt hat, daß die damals Überlebenden und ihre Nachkommen gegen die neue Tuberkulosewelle dieses Krieges widerstandsfähiger sind. Die Wucht der Umwelt erweist sich gegenwärtig wieder als wesentlich stärker als die vielfach noch labile Resistenz.

Dänemark	3,4
Holland	4,1
Australien	4,2
USA	4,7
Deutschland	5,0
Ägypten	5,2
Kanada	5,3
Palästina	5,6
Großbritannien	6,2
Belgien	6,8
Schottland	7,0
Schweden	7,5
Italien	7,6
Schweiz	8,1
Norwegen	8,6
Österreich	10,0
Spanien	12,2
Tschechoslowakei	12,4
Frankreich	13,7
Portugal	14,8
Rußland	16,0
Polen	18,3
Japan	20,7
Brasilien	25,0
Alaska	43,7
China	45,0
Grönland	55,0

Abb. 2. Tuberkulosesterblichkeit in verschiedenen Ländern der Welt im Jahre 1939, berechnet auf je 10 000 Lebende. (Nach den Angaben der Public Health Reports der USA.)

b) Umwelt.

Unter *Umwelt* faßt man bei der Tuberkulose alles zusammen, was von außen her auf die angeborene Eigenart des Infizierten und Erkrankten einwirkt. Das ist einmal die *natürliche Umwelt* mit ihren klimatischen Bedingungen, zum andern die *soziale Umwelt*, in die der Mensch durch seine persönlichen Lebensumstände hineingestellt ist. Unter beiden Einflußsphären formen sich unablässig Abwehr und Anfälligkeit gegenüber der Tuberkulose.

Die *natürliche Umwelt*, charakterisiert durch *Klima*, *Wetter* und *Jahreszeiten*, greift durch den ständigen Wechsel von Abkühlungs- und Verdunstungsgröße (Außentemperatur, Luftfeuchtigkeit, Luftbewegung, Ein- und Ausstrahlung des Körpers), ferner Sonnen- und Himmelsstrahlung, chemischer und kolloidaler Zusammensetzung der Luft und

Luftelektrizität in die Entwicklung der Tuberkulose ein. Die Tuberkulose-morbidität mit dem Aufflammen ruhender Herde und der Neigung zu exsudativen Reaktionen mit Ergußbildung und frischen Schüben hat ebenso wie die Tuberkulosesterblichkeit in unseren Breiten einen jahreszeitlichen Gipfel in der Zeit vom Ausgang des Winters bis zum Ende des Frühjahrs und zeigt oft auch einen Anstieg beim Übergang vom Sommer in den Herbst (Abb. 3). DE RUDDER erklärt diese jahreszeitlichen Bindungen mit der Änderung der Sonnenstrahlung, vor allem dem Wechsel der Ultraviolettfülle.

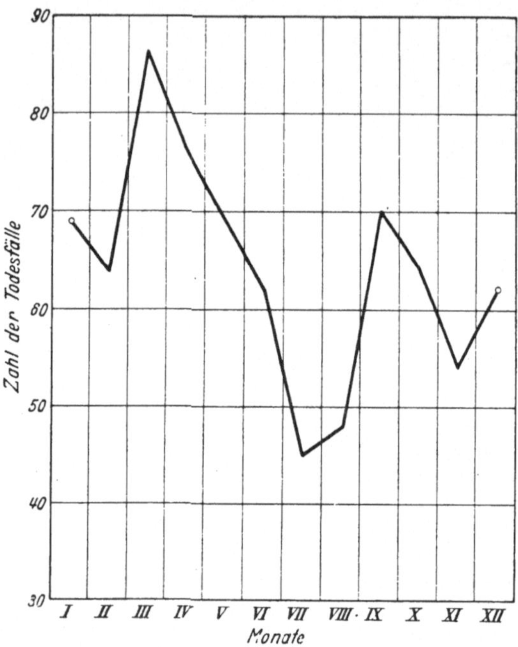

Abb. 3. Jahreszeitliche Bindung der Tuberkulosesterblichkeit, dargestellt an 765 Todesfällen lungentuberkulöser Männer in drei bayerischen Heilstätten während der Jahre 1939—1947.

Schlecht vertragen werden von Tuberkulösen starke atmosphärische Schwankungen hinsichtlich der Luftfeuchtigkeit, des Luftdrucks und der Temperatur. Plötzlicher Wetterwechsel mit Einbruch von Kaltluft macht sich ebenso wie das Auftreten von Warmfronten für die Kranken störend bemerkbar und führt gehäuft zu Lungenblutungen. Die klimatischen Bedingungen geben jeder Gegend ihr besonderes Gepräge mit dem Überwiegen eines Schonklimas oder eines Reizklimas, von dem bei der Behandlung der Lungentuberkulose noch zu reden sein wird (s. S. 95).

Die einzelnen Faktoren der *sozialen Umwelt* greifen ineinander über und lassen sich kaum trennen. Gute wirtschaftliche Verhältnisse der Gesamtbevölkerung wie beim Einzelnen gewähren einen entsprechenden Lebensstandard mit ausreichender *Ernährung*, *Wohnung* und *Kleidung*, sowie angemessener *beruflicher Stellung*. Mit einer Minderung des Einkommens und bei anhaltender Unsicherheit der sozialen Bedingungen sinkt die gesamte Lebenshaltung ab und gefährdet damit die körperliche und seelische Abwehrkraft gegenüber Krankheiten. Kaum jemals hat es einen stärkeren Beweis für die Abhängigkeit der Tuberkulose von der sozialen Umwelt gegeben als im Verlauf der beiden Weltkriege und in den Nachkriegsjahren.

Wenn ein langdauernder *Krieg* immer ein Ansteigen der Tuberkulose bedeutet, so wird hierfür in erster Linie die zwangsläufige Einschränkung der gewohnten *Ernährung* verantwortlich gemacht. Namentlich der Mangel an Fett und Eiweiß, der auf die Dauer auch durch die entsprechende Kalorienzahl an Kohlenhydraten nicht ausgeglichen werden kann, leistet der Tuberkulose Vorschub, wie wir es heute wieder erfahren. Aber die Unterernährung allein ist dabei nicht ausschlaggebend, und man darf sie nicht zu einseitig bewerten, denn es erkranken auch heute nicht selten Menschen, deren Ernährung nicht Not gelitten hat. Von kaum geringerer Bedeutung für das Nachlassen der Abwehrfestigkeit gegen die Tuberkulose ist die gesamte *Kriegsbelastung*. Dieser Begriff umfaßt über die *körperlichen Strapazen* im eigentlichen militärischen Dienst hinaus alle Umstellungen des täglichen Lebens. Vor allem ist es die gesteigerte *seelische Beanspruchung*, die mit ihren ständig wechselnden Spannungen zwischen Hoffen und Enttäuschtwerden, Freude und Trauer, sowie dem steten Bereitseinmüssen, um sich veränderten Situationen anzupassen, unablässig an der Widerstandskraft des ganzen Volkes an der Front und in der Heimat zehrt. Unterernährung und Entbehrungen, Arbeitsüberlastung ohne genügende körperliche Erholung, unregelmäßige Lebensweise, Ertragen von Kälte durch Mangel an Heizungsmitteln und Bekleidung, ungewolltes Zusammenleben mit fremden Menschen in beengten Wohnungen, durch die Verhältnisse erzwungener Berufswechsel, Entwurzelung aus der Heimat durch Evakuierung, Umsiedlung oder Flucht — mit einem Wort: alle Störungen in der Harmonie der eingespielten Lebensform und vieles andere mehr, wie etwa das Absinken der allgemeinen Hygiene und die Erschwerung der rechtzeitigen und ausreichenden ärztlichen Versorgung, tragen ihren Teil dazu bei, die Volksgesundheit weiter zu unterhöhlen, und so wird der Tuberkulose von allen Seiten der Boden bereitet. Mit jeder Unterbringung von Menschen in Lagern, Kasernen, Luftschutzkellern und behelfsmäßigen Unterkünften ist die Gefahr einer Ansteckung an Tuberkulose verbunden. Die Schirmbilduntersuchungen haben den Nachweis erbracht, daß sich unter den „Gesunden" nicht wenige Bacillenstreuer finden, die an Tuberkulose erkrankt sind, ohne es zu wissen. Diese Kriegsbelastung in ihrer gesamten Auswirkung erklärt auch, wenn im ersten Weltkrieg z. B. in England, das besser ernährt war als Deutschland, eine Zunahme der Tuberkulose nicht ausblieb, und in diesem Kriege wiederholen sich die gleichen Erfahrungen. Andererseits ist z. B. in Dänemark, das infolge seiner landwirtschaftlichen Struktur keine einschneidenden Maßnahmen in der Ernährungslage durchmachte und auch sonst durch den Krieg in seinem Gesamtgefüge nicht erschüttert wurde, die Tuberkulosesterblichkeit bisher nicht angestiegen und liegt gegenwärtig bei der in Europa sonst nicht erreichten Zahl von nur $3.4\,/_{000}$ (Abb. 2).

Überall dort aber, wo der Krieg in das gewohnte Leben nachhaltig eingegriffen hatte, erhöhte sich die Zahl der Erkrankungen und Todesfälle an Tuberkulose. So stieg z. B. in Berlin, das besonders hart mitgenommen wurde, in den Jahren 1945/46 die Tuberkulosesterblichkeit auf das Vierfache! Wenn auch diese Zahl in anderen deutschen Städten und Ländern nicht so hoch liegt, machen sich doch überall seit etwa 1943 die Folgen des Krieges bemerkbar und mit Sorge blicken wir auf den weiteren Ablauf dieser Tuberkulosewelle. ,,Wir brauchen zum Kampf gegen die Tuberkulose nicht allein die Seuchenbekämpfung. Sie ist durchgeführt. Sie ist sicher lückenhaft, sie kann noch vollkommener gestaltet werden. Vor allem aber brauchen wir den Frieden, den äußeren Frieden, der uns das tägliche Brot in hinreichender Menge bringt, und den inneren Frieden, der die Menschen entspannt, von dauerndem seelischen Druck befreit und ihnen einen Funken Hoffnung auf eine erträgliche Zukunft gibt. So wird die Weiterentwicklung der Tuberkuloselage aufs engste mit unserem Gesamtschicksal verbunden bleiben" (LYDTIN).

An dem Beispiel des Krieges wird die Bedeutung der Umwelt so eindringlich dargestellt, daß es kaum weiterer Hinweise bedarf, wie sehr dieser Gestaltungsfaktor den Gang der Tuberkulose beherrschen kann, so daß Erbeinflüsse, individuelle Resistenz und epidemiologische Bedingungen dahinter zurücktreten müssen!

Eine erhöhte Anfälligkeit an Tuberkulose beginnt oft schon dort, wo der persönliche Kontakt der Menschen untereinander immer besonders eng ist: in der *Familie*. Das Zusammenleben mit tuberkulosekranken Angehörigen bringt eine ständige Infektionsgefahr mit sich, und so findet man bei Kindern und Geschwistern in tuberkulösen Familien ebenso wie bei Ehegatten von Offentuberkulösen häufiger als im Durchschnitt der Gesamtbevölkerung Infektionen und Erkrankungen an Tuberkulose. Entsprechendes gilt für alle *Berufe*, die mit Tuberkulösen in enge Berührung kommen, wie Ärzte und Pflegepersonen, oder mit kranken Tieren, wie Melker und Metzger. Über diese berufliche Gefährdung hinaus gibt es noch berufsbedingte Schädigungen, die einer Fortentwicklung der Tuberkulose Vorschub leisten. Hier sind an erster Stelle alle Berufsarten zu nennen, die der ständigen Einwirkung des *siliciumhaltigen Staubes* ausgesetzt sind, wie Porzellanarbeiter, Bergleute und Schleifer (Abb. 18). Erst in weitem Abstand folgen die übrigen Berufe in der Reihenfolge, wie sich ihr schädigender Einfluß in einer stärkeren oder schwächeren Herabsetzung der Abwehrkraft durch Überanstrengung, ungenügende Erholungszeit, Nachtarbeit u. a. geltend macht.

c) Besondere Dispositionen.

1. Lebensalter.

Dem Lebensalter wird von jeher ein wichtiger Einfluß auf die Tuberkulose beigemessen. Daß zahlreiche junge Menschen in blühendem Alter von der „galoppierenden Schwindsucht" schnell dahingerafft werden, ist ebenso bekannt wie das sich über Jahre hinschleppende „chronische Lungenleiden" bei vielen Erwachsenen. Eine allgemeingültige Festlegung der verschiedenen Lebensabschnitte, die sich nicht scharf trennen lassen, sondern allmählich ineinander übergehen, gibt es nicht, doch mag nachstehende Tabelle als Anhalt für die zeitliche Abgrenzung der einzelnen Altersstufen dienen:

Lebensjahre	Altersstufen	Tuberkuloseformen	Erstinfektion
1.	Säuglingsalter	Tuberkulose des Säuglings	frühe
2.— 5.	Kleinkindesalter	Tuberkulose des Kindes	frühe
6.—14.	Schulalter		
15.—18.	Pubertätsalter	Tuberkulose des Heranwachsenden	späte
19.—25.	Adoleszentenalter		
26.—60.	Erwachsenenalter	Tuberkulose des Erwachsenen	späte
über 60	das Alter	Tuberkulose des Alters	

Bei vergleichender Betrachtung der klinischen Tuberkuloseformen in den verschiedenen Altersstufen erhalten wir folgendes Gesamtbild, wenn im einzelnen auch der Versuch, feste Normen und Regeln für den Tuberkuloseablauf aufzustellen, immer wieder durchbrochen wird.

Das *Säuglingsalter* ist gekennzeichnet durch die akut einsetzenden und akut verlaufenden Tuberkulosen. Das Feld wird beherrscht von der Frühgeneralisierung in Form der Miliartuberkulose und Meningitis. Abgesehen von wenigen schweren Primärtuberkulosen, bei denen es gelegentlich auch schon zu Einschmelzungen kommt, tritt die Beteiligung der Lungen ganz zurück. Das gilt auch noch für das *Kleinkindesalter*, das bis in das *Schulalter* hinein unter den Zeichen der chronisch protrahierten Ausbreitung der Tuberkelbacillen auf dem Blut- und Lymphwege steht. Nacheinander und nebeneinander treffen wir die tuberkulösen Erkrankungen der Lymphknoten, der Knochen und Gelenke, der Haut und des Mittelohrs. Wo es von Bronchialdrüsenprozessen aus zu einem Übergreifen auf das Lungengewebe kommt, entsteht das Bild der Infiltrierungen. Mit dem Ende des Schulalters nehmen diese immer mehr ab, wie auch die extrapulmonalen Metastasierungen allmählich zurücktreten. Eine entscheidende Änderung führt die *Pubertät* herbei. In den Vordergrund schieben sich, besonders auffällig beim weiblichen Geschlecht, die Lungentuberkulosen, die häufig ungünstig ausgehen und erst beim älteren Heranwachsenden eine bessere Prognose

annehmen. Mit oder ohne Erkrankung der Lungen werden vielfach entzündliche Veränderungen der Pleura mit Neigung zu Ergußbildung beobachtet; auch Bauchfelltuberkulosen gehören bevorzugt in diese Lebensperiode. Mit dem Eintritt in das *Erwachsenenalter* um das 25. Lebensjahr herum setzen die isolierten Organphthisen mit dem Vorherrschen
der eigentlichen Lungentuberkulose ein. Ihr begegnen wir auf der *Höhe
des Lebens* in ungezählten Erscheinungsbildern. Im Gefolge der Lungentuberkulose finden sich häufig spezifische Erkrankungen am Kehlkopf

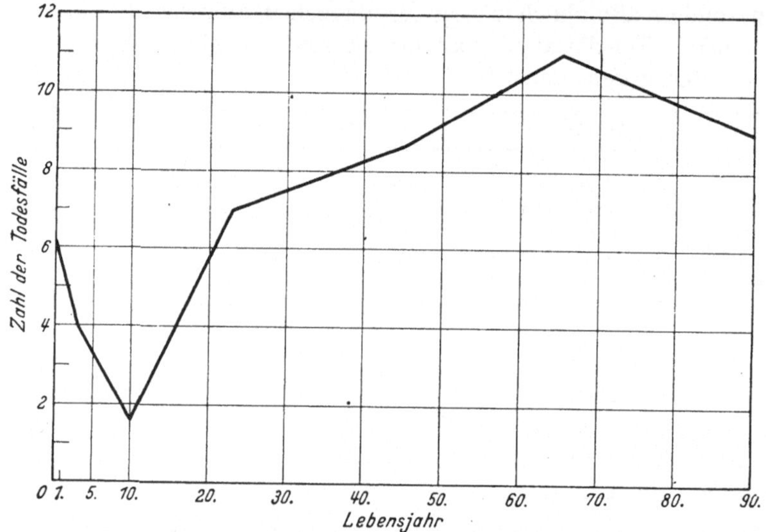

Abb. 4. Tuberkulosesterblichkeit im Deutschen Reich im Jahre 1936, aufgeteilt auf die einzelnen Altersstufen
(berechnet auf je 10000 Lebende).

und Darm durch Ausbreitung auf den Bahnen des Atmungs- und Verdauungstractus. Außer den Lungentuberkulosen entstehen andere mehr
oder weniger isolierte Systemerkrankungen. Der Urogenitalapparat,
besonders die Nieren, sowie die männlichen und weiblichen Geschlechtsorgane erkranken durch Verschleppung der Keime auf dem hämatogenen Wege. Die Augentuberkulose, die sich in mannigfachen Bildern
in allen Altersstufen findet, hat in dieser Zeit ebenfalls ihren Gipfel.
Mit dem 60. Lebensjahr wird die Schwelle des *Alters* überschritten.
Die tuberkulösen Erscheinungen des Erwachsenenalters setzen sich zunächst fort. Es wiederholen sich aber auch Bilder, wie wir sie von der
Jugend kennen, und es finden sich nicht so selten ausgesprochen exsudative, schnell verlaufende Tuberkuloseformen. Die Mehrzahl der
Alterstuberkulosen nimmt aber entsprechend den Veränderungen des
Gewebes immer mehr fibrösen Charakter an und zeigt einen torpideren
Verlauf als in den vorhergehenden Jahren.

Über die Verteilung der *Tuberkulosemortalität* auf die einzelnen Lebensstufen unterrichtet die beigegebene Zusammenstellung (Tabelle 1). Noch eindrucksvoller gehen die Unterschiede aus der graphischen Darstellung hervor (Abb. 4). Der hohen Mortalität in den beiden ersten Lebensjahren folgt ein starkes Absinken im Kindesalter. Mit dem 10. Lebensjahr steigt die Kurve wieder steil an und geht am Ende des zweiten Jahrzehnts über die Säuglingssterblichkeit hinaus. Von hier aus nimmt die Tuberkulosemortalität ziemlich gleichmäßig zu und erreicht

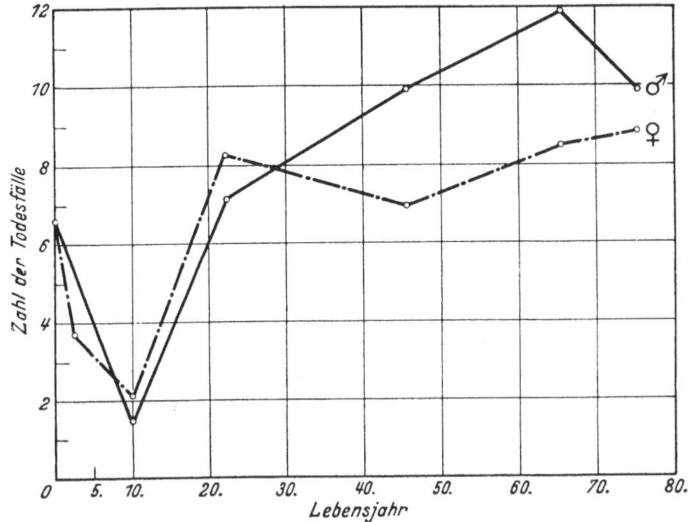

Abb. 5. Tuberkulosesterblichkeit im Deutschen Reich im Jahre 1936, aufgeteilt auf die einzelnen Altersstufen und auf die beiden Geschlechter (berechnet auf je 10 000 Lebende).

zwischen dem 60. und 70. Lebensjahr ihren Gipfel. Dann sinkt sie wieder etwas ab. Dieser Kurvenverlauf, der sich in Deutschland seit Jahrzehnten grundsätzlich gleich bleibt und nur in der Zahlenhöhe schwankt, widerlegt eindeutig die allgemeine Annahme, daß die Tuberkulose vorzugsweise eine Erkrankung des jugendlichen Alters ist. Tod und Krankheiten treten bei Menschen jüngeren und mittleren Alters erfahrungsgemäß auffälliger in Erscheinung als in den Lebensjahren über 60, und so wird auch die größere Tuberkulosesterblichkeit in den höheren Altersklassen verdeckt.

2. Geschlecht.

Wenn man die Erkrankungen und Todesfälle an Tuberkulose nach dem Geschlecht aufteilt, ergibt sich immer wieder die Bestätigung, daß im ganzen gesehen *die Tuberkulose bei den Männern häufiger als bei den Frauen* auftritt und zum Tode führt. Rechnen wir alle Altersklassen zusammen und berücksichtigen wir den Anteil der Geschlechter an der

Gesamtbevölkerung, so kamen in Deutschland vor diesem Kriege etwa 6 männliche auf 5 weibliche Tuberkulosesterbefälle. Bei näherer Untersuchung finden sich allerdings gewichtige Unterschiede in den einzelnen Lebensstufen (Abb. 5). Während die Frau mit 20 Jahren fast den Gipfel der weiblichen Tuberkulosemortalität erreicht und die Sterbeziffern in den folgenden Jahren etwas abfallen, um sich erst jenseits des 60. Jahres wieder zu erheben, steigt beim Manne nach dem zweiten Jahrzehnt die Kurve bis zum 60. Jahr unentwegt an und sinkt erst dann wieder ab. Beim weiblichen Geschlecht findet sich eine erhöhte Hinfälligkeit vom 5.—30. Lebensjahr; vorher und nachher steht sie hinter den Sterblichkeitszahlen der Männer zurück. Die Ursachen für diese geschlechtsbedingten Unterschiede bei der Tuberkulose sind noch nicht geklärt. Man muß beim männlichen Geschlecht, das ja auf viele Krankheiten und auf besondere Einflüsse, wie etwa gegenwärtig die Unterernährung, schon von Geburt an empfindlicher reagiert (primäre relative Resistenzschwäche gegen Erkrankung beim Durchschnitt des männlichen Geschlechts nach v. PFAUNDLER), auch für die Tuberkulose die Tatsache einer geschlechtseigenen erhöhten Hinfälligkeit annehmen. Diese wird durch die immer wieder angeführte äußere Belastung, wie Beruf, Kriegsdienst u. a., allein keineswegs ausreichend begründet.

In der beigefügten deutschen Tuberkulosestatistik (Tabelle 1) sind die Jahrgänge vom 15.—30. Lebensjahr leider nicht unterteilt. Wenn auch aus den Gesamtzahlen dieser Altersstufe die stärkere Mortalität des weiblichen Geschlechtes immer wieder hervorgeht (durchschnittlich + 1,5 $^0/_{000}$), läßt sich der charakteristische Unterschied in der Tuberkulosesterblichkeit bei Männern und bei Frauen doch nicht erkennen. Eine Gruppierung dieses größten Zahlengutes, das uns zur Verfügung steht, nach biologischen Abschnitten, wie sie auf S. 19 vorgeschlagen sind, würde die *Übersterblichkeit des weiblichen Geschlechtes in der Pubertät* eindeutig ergeben. Nach klinischer Erfahrung erkranken und sterben in den Jahren während und nach der Pubertät etwa 3—4mal so viel Mädchen als Knaben an der Tuberkulose! Dieses Verhältnis ist so konstant, daß man z. B. auf Kinderabteilungen die Bettenzahl für offentuberkulöse Knaben von vornherein niedriger halten kann. So teilt BRÜGGER mit, daß von 833 Kindern und Jugendlichen im Alter von 12—18 Jahren, die von 1930—1947 in der Kinderheilstätte Wangen/Allgäu wegen offener kavernöser Lungentuberkulose behandelt wurden, 287 (= 35%) männlichen und 546 (= 65%) weiblichen Geschlechts waren. In jedem Jahr überwogen deutlich die Mädchen. Diese erhöhte Tuberkulosemorbidität und -mortalität des weiblichen Geschlechts im Reifungsalter findet sich in allen Statistiken bei allen Völkern unabhängig von der Wirtschaftsform und kann nur durch die tiefgreifenden hormonalen Umwandlungen dieses Lebensabschnittes erklärt werden.

Tabelle 1. *Tuberkulosesterblichkeit in Deutschland (altes Reichsgebiet).*

Berechnet auf 10 000 in jeder Altersklasse Lebende männlichen und weiblichen Geschlechts. Die Zahl der Gestorbenen (ohne Totgeborene) im Alter von 0—1 Jahr ist auf 10 000 Lebendgeborene des gleichen Jahres berechnet. (Zusammengestellt aus dem Geschäftsbericht 1941/42 des Reichs-Tuberkulose-Ausschusses.)

Lebensjahre	1931		1932		1933		1934		1935		1936		1937		1938		1939		1940	
	m.	w.	m.	w.	m.	w.	m.	w.	m.	w.	m.	w.	m.	w.	m.	w.	m.	w.	m.	w.
0—1	10,0	9,5	9,5	8,7	8,5	8,0	7,3	6,0	7,5	6,4	6,5	6,0	6,0	5,8	5,5	4,2	4,7	3,9	4,7	3,2
1—5	5,1	5,0	5,1	4,9	4,7	4,6	5,0	4,4	4,7	4,5	4,8	3,9	4,4	4,0	3,7	3,2	3,0	3,0	3,5	3,2
5—15	1,8	2,2	1,7	2,2	1,5	2,0	1,7	2,1	1,5	2,1	1,5	1,9	1,6	1,9	1,3	1,7	1,2	1,6	1,3	1,7
15—30	8,3	9,9	7,8	9,4	7,6	9,1	7,5	9,0	7,3	8,9	6,9	8,4	6,9	8,2	6,0	7,2	5,6	6,7	6,2	7,8
30—60	11,1	7,4	10,3	7,1	10,6	6,9	10,2	6,9	10,5	6,7	10,3	6,6	10,2	6,3	9,4	5,6	9,2	5,5	10,5	6,2
60—70	12,8	9,0	12,3	8,8	12,2	8,4	12,5	8,4	13,1	8,9	12,7	8,4	12,3	7,9	11,9	7,4	11,7	7,3	13,5	7,2
70 und mehr	9,4	7,8	10,0	8,7	9,9	8,4	9,4	8,0	10,0	9,0	10,1	8,8	10,1	8,5	9,4	7,9	9,7	7,6	10,7	8,2
Gesamtsterblichkeit	8,4	7,3	8,1	7,1	7,9	6,9	7,7	6,4	7,8	6,6	7,5	6,3	7,4	6,1	6,7	5,3	6,4	5,1	7,2	5,4
$^0/_{000}$	7,9		7,5		7,3		7,2		7,3		7,1		6,9		6,2		6,0		6,8	

Tabelle 2. *Sterblichkeit an Lungentuberkulose*

im Vergleich zur Mortalität einiger akuter Infektionskrankheiten in verschiedenen deutschen Ländern im Jahre 1946, berechnet auf 100 000 Lebende. (Laut Mitteilung des Bayerischen Statistischen Landesamtes.)

	Bayern r. d. Rh.	Hessen	Bremen	Württemberg-Hohenzollern	Nieder-sachsen	Nordrhein-Westfalen	Hamburg	Schleswig-Holstein
Scharlach	0,78	0,59	0,41	0,02	0,82	0,65	0,56	1,1
Masern	1,7	1,1	0,82	—	0,71	0,79	1,1	2,7
Typhus und Paratyphus	5,5	2,7	3,9	2,4	6,6	7,4	5,0	24,0
Diphtherie	14,9	13,1	24,0	12,3	23,6	18,4	29,8	35,5
Lungentuberkulose	66,0	56,7	79,1	71,9	59,9	69,6	71,3	82,0

Der in Friedenszeiten für die beiden Geschlechter so typische Ablauf der Mortalitätskurve bei Tuberkulose zeigt unter dem Einfluß des Krieges besondere Abweichungen. So macht sich nach dem zweiten Weltkriege in Berlin bei den Männern eine auffallende Erhöhung der Sterblichkeit bemerkbar, namentlich in den Altersklassen von 18—40 Jahren, während sie bei den Frauen vorerst noch nicht so stark in Erscheinung tritt. Nach dem ersten Weltkriege lag die Mortalitätskurve umgekehrt bei den

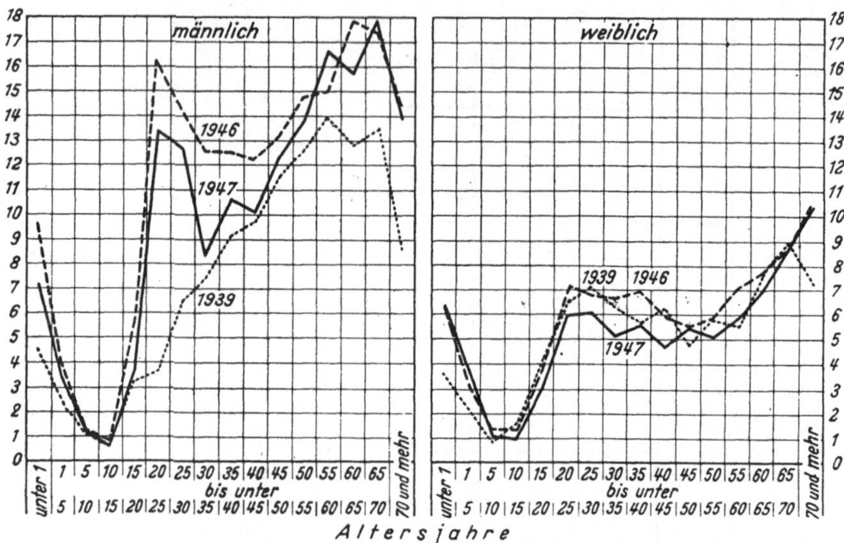

Abb. 6. Sterblichkeit an Tuberkulose (aller Formen) in Bayern in den Jahren 1939, 1946 und 1947, berechnet auf je 10000 geschlechtsgleiche Angehörige der entsprechenden Altersgruppen. (Aus Heft 144 der Beiträge zur Statistik Bayerns, herausgegeben vom Bayer. Statistischen Landesamt, München 1948.)

Frauen besonders hoch. REDEKER sieht in einer Änderung der Lebensform, wie z. B. der gegenwärtig stärkeren seelischen und körperlichen Schädigung der Männer, den Schlüssel zu diesem noch nicht ganz geklärten unterschiedlichen Verhalten der Geschlechter. Der vom Bayerischen Statistischen Landesamt mit besonderer Sorgfalt und Kritik durch LYDTIN, KRIEGER und SIXT bearbeitete Bericht über die Tätigkeit der Tuberkulosefürsorgestellen im Jahre 1947 kommt zu dem gleichen Ergebnis: *die erhöhte Sterblichkeit der mittleren, aber auch der höheren Altersklassen der Männer ist das wesentliche Merkmal der Tuberkuloseentwicklung nach dem Zusammenbruch;* bei den Frauen ist dagegen eine gegenüber der Vorkriegszeit gleiche oder leicht sinkende Tendenz festzustellen (Abb. 6).

3. Organdisposition.

Auch die verschieden starke Anfälligkeit der einzelnen Organe trägt dazu bei, den Ablauf der Tuberkulose in bestimmte Bahnen zu lenken.

Über die Ursachen dieser *Organdisposition* wissen wir nur sehr wenig. Nicht einmal bei dem am häufigsten befallenen Organ, den Lungen, gibt es trotz ungezählter Untersuchungen und Forschungen übereinstimmende Urteile, wie auch die Tatsache, daß die rechte Lunge häufiger erkrankt als die linke, noch keineswegs befriedigend geklärt ist. Man macht sowohl angeborene wie erworbene Faktoren für die spezielle Anfälligkeit der einzelnen Organe verantwortlich und mißt gewissen Umständen, wie dem Typus der Tuberkelbacillen, den Eintrittspforten, der besonderen Exposition (z. B. Staubschädigung der Lungen), dem Lebensalter u. a. Bedeutung bei. Das *Trauma* als Ursache einer die Bereitschaft

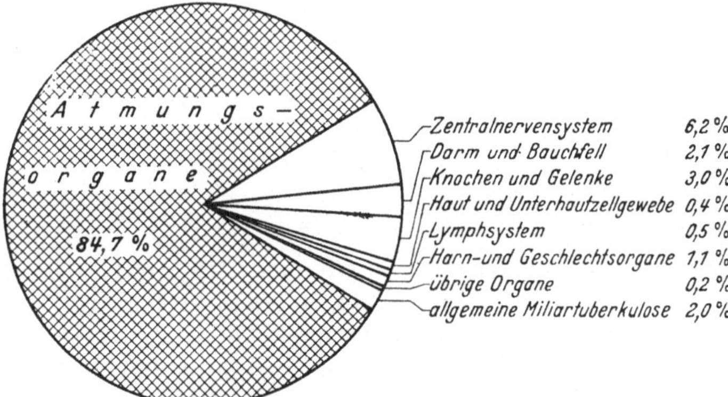

Abb. 7. Verteilung der Tuberkulosetodesfälle auf die einzelnen Organe. Nach der deutschen Tuberkulosestatistik des Jahres 1936.

zur Tuberkuloseerkrankung erhöhenden Organschädigung wird heute nur noch dann anerkannt, wenn es zu einer unmittelbaren Einimpfung in das Gewebe gekommen ist (z. B. Verletzungen bei Sektionen, beim Schlachten tuberkulöser Tiere) oder wenn begründeter Anlaß vorliegt, das Aufflackern eines bereits vorhandenen Tuberkuloseherdes durch unmittelbare Schädigung von außen her anzunehmen, wie es z. B. bei Kriegsverwundungen unter besonderen Umständen der Fall sein kann (s. S. 56). Daß für die besondere Disposition der einzelnen Organe gegenüber der Tuberkulose im ganzen aber weniger äußere Einwirkungen als Erbeinflüsse entscheidend sind, geht auch aus den neueren Feststellungen von DIEHL hervor. Es gelang ihm, zwei in ihrem Tuberkuloseverhalten grundverschiedene Kaninchensippen herauszuzüchten. Die Glieder der einen Sippe erkrankten bei gleicher boviner Infektion durch 8 Generationen hindurch an schwerer Lungentuberkulose und wiesen keine oder nur abortive Herdbildungen in den peripheren Körperabschnitten auf, während die andere Sippe mit nur geringfügigen, zum Teil sogar fehlenden Lungenveränderungen schwerste extrapulmonale Herdbildungen zeigte.

In der Bevorzugung der einzelnen Organe läßt sich eine gewisse Rangordnung aufstellen. Daß hierbei die Angaben der Klinik von den ungleich exakteren Befunden der pathologischen Anatomen abweichen, bedarf keiner weiteren Erörterung. BEITZKE hat die Disposition der einzelnen Organe nach der Häufigkeit ihres Befallenseins auf Grund von Sektionsergebnissen in nachstehender Reihenfolge geordnet:

1. Lungen und Pleura,
2. Darm und Bauchfell,
3. Kehlkopf, Luftröhre, Rachen,
4. Knochen und Gelenke,
5. Zentralnervensystem und Hüllen,
6. Urogenitalsystem,
7. Haut und Sinnesorgane (Auge, Ohr),
8. Nebennieren,
9. Milz,
10. Leber,
11. Mund, Speiseröhre, Magen,
12. Muskulatur,
13. Schilddrüse und Hypophyse,
14. Pankreas.

Nach der Medizinalstatistik stellt sich der Anteil der einzelnen Organe bei der Tuberkulosesterblichkeit etwas anders dar, wie Abb. 7 zeigt. Den unbestrittenen Vorrang haben aber auch dabei mit fast 85% die Lungen, an deren besonderer Organhinfälligkeit kein Zweifel besteht.

III. Beginn und Entwicklung der Tuberkulose.

Aus Angriff und Abwehr formt sich die Tuberkulose. Erfahrungen aus Praxis, Klinik und Fürsorge, Befunde der pathologischen Anatomie, vergleichende Untersuchungen mit der Tuberkulose der Tiere und nicht zuletzt die Ergebnisse an ungezählten Tierversuchen geben uns die Möglichkeit, der Tuberkulose von ihrem Beginn bis zur Tuberkulosekrankheit und von dort bis zur Heilung oder bis zum tödlichen Ausgang nachzuspüren, um hier und dort Gesetze zu erkennen und um dann wieder vor neuen ungelösten Fragen zu stehen.

Das erste Haften des Tuberkelbacillus in dem bis dahin von der Tuberkulose unberührten Organismus bezeichnet man als *Erstinfektion*. Diese Primärherdsetzung, die gewöhnlich in den Lungen stattfindet, stellt sich in ihrem geweblichen Aufbau als ein Granulom dar, gekennzeichnet durch Epitheloidzellen, LANGHANSsche Riesenzellen und einen Lymphocytenwall um ein gefäßarmes, verkästes Zentrum. Diese kleinste Einheit des pathologisch-anatomisch erfaßbaren Vorganges der erfolgten Tuberkuloseinfektion ist der *Tuberkel*. Von hier aus geht der weitere Vormarsch und Nachschub der Bacillen. Sie werden zunächst in den regionären Lymphknoten abgefangen und kommen hier für kürzere oder längere Zeit zu einer gewissen Ruhe unter Entstehung des *Primärkomplexes*, wie seit RANKE die biologische Verbindung von tuberkulösem Erstherd mit den zugehörigen Lymphbahnen und -knoten genannt wird. Der Primärkomplex bildet sich unter Verkalkung und Verknöcherung gewöhnlich zurück. Er kann aber auch Ausgang einer Entwicklung der Tuberkulose auf dem Blut- und Lymphwege sein. Durch Bedingungen, die wir im einzelnen noch nicht überblicken und die wahrscheinlich vorwiegend erbmäßig gebunden sind, kommt es dabei über den kleinen und den großen Kreislauf zu einer *Generalisierung*. Erfolgt ein stärkerer Einbruch in die Blutbahn bei darniederliegender Abwehr, entsteht das Bild der Miliartuberkulose. Geht die Aussaat allmählich vor sich, sehen wir die verschiedenen Bilder der hämatogenen Tuberkulose der Lungen, der Haut, Schleimhäute und serösen Häute, der Lymphknoten, der Knochen und Gelenke, der Augen, der Ohren und des Urogenitalsystems, sowie die selteneren Metastasen in den übrigen Organen. Aus diesem *sekundären Stadium* der Tuberkuloseausbreitung führt mit zunehmendem Alter bei einer großen Zahl von Kranken ein Weg, der nicht immer in allen Abschnitten deutlich zu verfolgen ist, zur *isolierten Organtuberkulose*, dem tertiären Stadium. Dabei beschränkt sich die Tuberkulose vorwiegend auf die besonders disponierten Lungen — oft sogar nur auf eine Lunge —, während die übrigen auf dem Blutwege zu erreichenden Organe durch einen noch nicht geklärten Zustand der Immunität freibleiben oder nur abortiv erkranken. Erst mit dem Nachlassen der Gewebsabwehr kommt es auf den intracanaliculären Wegen des Respirations- und Verdauungstraktes zur bronchogenen Streuung und zur Kehlkopf- und Darmtuberkulose, die dann gewöhnlich das Ende beschleunigen helfen. In entsprechender Weise kann sich eine isolierte Nierentuberkulose durch die ableitenden Harnwege in der Blase ausbreiten, ohne daß sich die Tuberkelbacillen an anderen Stellen des Körpers festsetzen. Erst im Endstadium der isolierten Organtuberkulose finden sich mit sinkender Abwehr gelegentlich wieder Übergänge in die generalisierende Form.

Diese *Dreigliederung* des Entwicklungsganges der Tuberkulose, die auch bei anderen Krankheiten, wie z. B. Lues und eitrigen Infektionen, Parallelen findet, hatte sich schon früheren Beobachtern aufgedrängt, bis sie von KARL ERNST RANKE im Jahre 1916 in klassischer Form festgelegt wurde. Nach einem Wort BEHRINGS auf der Naturforscherversammlung in Kassel im Jahre 1903 spottet die Natur aller menschlichen Systeme, und das trifft ganz besonders für alle Versuche um die Deutung und Einteilung der Tuberkuloseentwicklung zu. Wer tiefer in diese Probleme eindringt, sieht, daß diese Stadien durchaus nicht starr nacheinander in vorgeschriebenen Bahnen ablaufen, sondern auch neben- und durcheinander ihre eigenen Wege gehen, so daß sich die Phasen

kaum erkennen und auseinanderhalten lassen. Trotz aller Einwände
wird man aber schon aus didaktischen Gründen diese Dreiteilung vorerst noch nicht aufgeben, wenn man auch in den einzelnen Fragen der
RANKEschen Lehre, etwa in der so sehr umstrittenen besonderen Allergie
der drei Stadien, eigener Meinung sein kann. Mit der neueren Unterscheidung zwischen *primärer und postprimärer Tuberkulose* werden alle diese
Schwierigkeiten vermieden, aber damit ist auch nicht viel gewonnen.

So wenig der Vorgang der *Erstansteckung* von dem Infizierten wahr-
genommen wird und so wenig er zunächst als Krankheit zu bewerten
ist, als so bedeutungsvoll erweist sich die eigentümliche Umstimmung
des Organismus, die dieser Erstinfektion folgt. Während der tuber-
kulosefreie Körper auf das Einbringen von Tuberkulin auch in größeren
Mengen nicht anspricht, kommt es nach der Tuberkuloseinfektion zu
einer charakteristischen Überempfindlichkeit, der *Allergie* (PIRQUET
1906). Schon bei winzigen Spuren des Tuberkulins treten in wechselnder
Stärke Reaktionen auf, die in der Haut mit Infiltration und Rötung,
am Tuberkuloseherd mit vermehrter Exsudation und allgemein mit einer
Erhöhung der Körperwärme einhergehen. In zeitlichem Zusammenhang
mit dieser Allergie wird ein weiterer wichtiger Vorgang erkennbar, die
Immunität. Beide Begriffe sind gekoppelt, aber nicht identisch. Eine
Immunität setzt im allgemeinen erst mit der Allergie ein, aber Allergie
bedeutet keineswegs Immunität. Die Allergie haftet so lange im Körper,
bis die Tuberkulose völlig zur Ausheilung gekommen ist, und das bedeutet praktisch, daß sie bei der Mehrzahl der Menschen für die Dauer
des ganzen Lebens besteht, wenn nicht besondere Umstände eine Anergie
herbeiführen. Dagegen gibt es eine bleibende Immunität, die eine noch-
malige Ansteckung und Erkrankung durch den gleichen Erreger verhindert, wie etwa nach überstandenen Masern und Pocken, bei der
Tuberkulose nicht. Die Immunität kann das Wirksamwerden von neu
eindringenden Tuberkelbacillen, die Superinfektion, nur so lange verhindern, wie die vorausgegangene Infektion noch aktiv ist. Dagegen
sind bei inaktiven, d. h. zur Ruhe gekommenen, wenn auch nicht völlig
ausgeheilten Tuberkulosen Neuansteckungen unter bestimmten Voraussetzungen immer wieder möglich. Die Immunität als Ausdruck eines
erworbenen *spezifischen* Schutzes von begrenzter Wirkung und Dauer
ist von der *allgemeinen* angeborenen und umweltbedingten individuellen
Resistenz streng zu scheiden. Die Immunität, vielfach überschätzt und
nicht immer richtig gedeutet, bleibt weiterhin ein umstrittenes Problem,
das gegenwärtig durch die Frage der Schutzimpfung wieder stark in
den Vordergrund gerückt worden ist.

Von den beiden Wegen einer *Schutzimpfung*, der aktiven und der
passiven Immunisierung, hat man bei der Tuberkulose der ersteren
immer weiter verfolgt, während die Serumtherapie (Marmorekserum,

Thanatophthisin u. a.) bald als unwirksam aufgegeben wurde. Die grundlegenden Feststellungen für die Fragen der Schutzimpfung gegen Tuberkulose lassen sich in folgende Sätze zusammenfassen:

1. Echte Immunität kann nur durch Einwirkung von lebenden virulenten Tuberkelbacillen im Organismus erzeugt werden.

2. Die Wirkung einer durch künstliche Tuberkuloseinfektion hervorgerufenen Immunität hält nicht so lange vor, daß sie mit Sicherheit eine nachfolgende natürliche Tuberkuloseinfektion verhindert oder wirksam abschwächen kann.

Da abgetötete Tuberkelbacillen bislang nur eine unzureichende, kurzdauernde Immunisierung herbeiführten und da die Impfung mit vollvirulenten Tuberkelbacillen für Menschen und Tiere gefährlich ist, bleibt vorerst nur übrig, eine Immunisierung durch Infektion mit abgeschwächten Erregern anzustreben. Erfolgversprechende Versuche einer Tuberkuloseschutzimpfung beim Menschen sind vor allem an den Namen des französischen Forschers ALBERT CALMETTE (1863—1933) geknüpft.

BCG (Bacille bilié Calmette-Guérin) ist ein seit dem Jahre 1912 fortgezüchteter, ursprünglich virulenter boviner Tuberkelbacillenstamm, der durch Passagen auf Nährböden mit 5%iger glycerinierter Rindergalle so weit abgeschwächt wurde, daß er nicht mehr pathogen ist. Diese Änderung der Virulenz gilt nach allgemeiner Auffassung als konstantes Merkmal des BCG; BR. LANGE hält diese Abschwächung allerdings für progressiv. Die Impfungen mit BCG haben sich praktisch als unschädlich erwiesen. Es ist bei dieser künstlich herbeigeführten Erstinfektion bisher niemals zu fortschreitenden Tuberkulosen gekommen, wenn auch gelegentlich leichtere örtliche Reaktionen und Lymphknotenvereiterungen entstehen. Etwa 4 Wochen nach der intracutanen Injektion von 0,1 ccm der BCG-Aufschwemmung bildet sich eine kleine Pustel, die einige Tropfen Eiter entleert und dann abheilt. Todesfälle, die sich einwandfrei mit dem BCG in Zusammenhang bringen lassen, sind nicht bekannt geworden. Zunächst hatte man diesen Impfstoff Neugeborenen in den ersten Lebenstagen per os eingegeben, wobei man von dem Gedanken ausging, daß der Darm des Säuglings für das Eindringen der Tuberkelbacillen eine besondere Durchlässigkeit besitzt. Heute werden bei Neugeborenen und auch bei tuberkulinnegativen Kindern und jugendlichen Erwachsenen, die wie Schwesternschülerinnen, Medizinstudenten, Angehörige von Offentuberkulösen usw. besonders gefährdet sind, intracutane Injektionen angewendet. Da der Impfung nach Ansicht mancher Autoren eine abwehrherabsetzende anergische Phase folgt, wird für etwa 6 Wochen bis zum Auftreten der positiven Tuberkulinreaktion strenge Isolierung, wenigstens für Neugeborene, gefordert, um während dieser Zeit eine Superinfektion mit virulenten Bacillen zu verhüten.

In 4—6 Wochen nach der BCG-Impfung wird die Tuberkulinreaktion bei etwa 97% der Vaccinierten positiv. CALMETTE sah in dieser Allergie das Signal für das Einsetzen der Immunität. Die Diskussion geht bis heute dahin, ob diese Umstimmung tatsächlich gleichbedeutend mit einer wirksamen und anhaltenden Immunität ist. In Frankreich, Skandinavien, namentlich in Dänemark und vielen anderen Ländern, in denen das CALMETTE-Verfahren in sehr großem Umfang durchgeführt wurde — bis 1940 zählte man nach LENZ über 2 Millionen BCG-Impfungen in der ganzen Welt — stellte man einen Rückgang der Tuberkulose, sowie der Allgemeinsterblichkeit bei Kindern fest und belegte dies durch umfangreiche Statistiken.

Hiergegen sind wiederholt Einwendungen vorgebracht worden, so daß die BCG-Impfung auch heute noch nicht einheitlich beurteilt wird.

In Deutschland hat man sich seit dem Lübecker Unglück (1929/30) in der Schutzimpfung völlig zurückgehalten. Es starben damals von 251 Säuglingen, die angeblich mit BCG gefüttert waren, 72 (28,7%) an Tuberkulose. Dieser tragische Ausgang darf aber nicht dem CALMETTE-Verfahren zur Last gelegt werden, wie auch hier nachdrücklich hervorgehoben werden soll, sondern ist die Folge einer fahrlässigen Verwechslung mit einer virulenten humanen Kultur. Der Zusammenbruch Deutschlands mit dem nachfolgenden Ansteigen der Tuberkulose hat den Gedanken einer BCG-Schutzimpfung erneut belebt, und in einigen deutschen Ländern ist ihre Durchführung schon in Angriff genommen. Ob diese künstlichen Erstinfektionen bei der herabgesetzten allgemeinen Widerstandskraft des deutschen Volkes ebenso gut vertragen werden wie etwa von der ungleich besser ernährten Bevölkerung Dänemarks, steht noch dahin. Das letzte Wort über den Wert der Schutzimpfung im Kampf gegen die Tuberkulose ist noch nicht gesprochen. In welchem Umfang durch die Verwendung von abgeschwächten Bacillen tatsächlich eine wirksame und anhaltende Immunität erzeugt werden kann, die eine Superinfektion abfängt oder in eine gutartige Tuberkulose abwandelt, und ob laufende Wiederholungen, vielleicht auch Nachimpfungen mit virulenten Bacillen erforderlich sind, müssen weitere praktische Erfahrungen lehren.

Der *Zeitpunkt der natürlichen primären Tuberkuloseinfektion* ist erst im letzten Jahrzehnt in seiner Bedeutung stärker beachtet worden. Tuberkulinreihenprüfungen hatten ergeben, daß sich die Tuberkulosedurchseuchung der deutschen Bevölkerung nach dem ersten Weltkriege in zunehmendem Maße von der Kindheit in das Adoleszenten- und frühe Erwachsenenalter verlagerte. Nahm man zu Beginn dieses Jahrhunderts allgemein an, daß die Tuberkuloseinfektion von der frühesten Jugend bis zur Pubertät vor sich geht, so fand man gegen Anfang des zweiten Weltkrieges im Durchschnitt nur etwa 50% tuberkulinpositive Reaktionen bei den Schulentlassenen. Bei den 18jährigen lag diese Zahl um 75%, und erst mit 25 Jahren waren nahezu 100% erstinfiziert. Diese Tatsache in Verbindung mit ärztlichen Erfahrungen war Anlaß, eine *frühe Erstinfektion* in der Kindheit von einer *späten Erstinfektion* nach der Pubertät abzutrennen. Das, was die späte Erstansteckung gegenwärtig so in den Vordergrund treten läßt, ist einmal ihr gehäuftes Auftreten, zum andern ihr ungünstiger Ablauf. Mit der Zusammenballung vieler Menschen während des Krieges und nach dem Zusammenbruch erhöhte sich zwangsläufig die Möglichkeit einer Ansteckung bei Jugendlichen, die bis dahin einer Tuberkuloseinfektion noch nicht ausgesetzt waren. So drängten sich bei der jungen Generation die primären

Tuberkulosen auf einen engeren Zeitraum zusammen als unter den geordneten Verhältnissen des Friedens. Bis dahin hatte sich die Durchseuchung unter wesentlich günstigeren Voraussetzungen hinsichtlich Ernährung, Wohnung, beruflicher Belastung usw. allmählich ausgebreitet. Jetzt wurde der Gang der Durchseuchung durch die veränderte Umwelt gestört, und das gibt der späten Erstinfektionstuberkulose ihren besonderen Charakter. Entscheidender als der Zeitpunkt der primären Ansteckung sind die Bedingungen, unter denen sie erfolgt, und diese Bedingungen sind gegenwärtig für *alle* Tuberkuloseformen ungünstig. Ein grundsätzlicher Unterschied im geweblichen Aufbau zwischen früher und später Erstinfektion ist nicht festzustellen. Ob sich im weiteren Verlauf der Tuberkulose die Ansteckung im Jugendlichen- und Erwachsenenalter anders auswirkt als die Kindheitsinfektion, läßt sich heute noch nicht eindeutig übersehen. Wichtig erscheint aber auf jeden Fall das Hinausschieben des Erstinfektionstermins aus den durch die Frühgeneralisierung so gefährdeten ersten Lebensjahren in das Schulalter, in dem die Tuberkulosemorbidität und -mortalität so niedrig liegen, wie sonst während des ganzen Lebens nicht (Abb. 4).

Die *postprimäre Tuberkulose*, d. h. die Fortentwicklung der Tuberkulose über die Erstinfektion hinaus, kann aus zwei Quellen ihren Ursprung nehmen. Einmal breitet sie sich vom Erstherd aus und führt zu Absiedlungen in der näheren und weiteren Umgebung. Zum anderen können erneut Tuberkelbacillen von außen her in den Organismus aufgenommen werden. Zu entscheiden, welcher von beiden Vorgängen vorliegt, ist bei der ausgebildeten Tuberkulose auch für den erfahrenen Kliniker recht schwierig. Die Dinge werden dadurch noch komplizierter, daß es bis heute keine einheitliche Benennung für die verschiedenen Formen des Infektionsganges gibt und daß die hierfür gebräuchlichen Begriffe der Reinfektion und Superinfektion nicht klar unterschieden werden. Übereinstimmung herrscht eigentlich nur darüber, in den seltenen Fällen, wo die Tuberkuloseinfektion so vollständig abgeheilt ist, daß vor der Neuerkrankung auch die bis dahin positive Tuberkulinreaktion einwandfrei wieder negativ war, von echter *Reinfektion*, d. h. einer Zweitansteckung mit Wiederholung des typischen Bildes der Primärinfektion, zu sprechen. Für die Fortentwicklung der Tuberkulose aus der Erstansteckungsperiode auf dem endogenen Wege sollte man einheitlich den Begriff der *Exacerbation* verwenden, wenn ein alter Herd aufflackert und sich in der Umgebung ausbreitet, und den Begriff der *Streuung oder Metastasierung* bei Neubildungen, die aus dem alten Herd, aber entfernt von ihm durch hämatogene oder intracanaliculäre Aussaat entstehen. Entwicklungsgänge nach erneuter Aufnahme von Tuberkelbacillen von außen her (exogen) bei biologisch nach wirksamer Erstansteckung werden am besten mit *Superinfektion* gekennzeichnet. Wir folgen hier dem Versuch einer begrifflichen Klärung, den ULRICI vor einigen Jahren unternommen hat, um endlich zu einer allgemeinen Verständigung über diese Fragen zu kommen. Danach kann die Lungentuberkulose des Erwachsenen sein:

1. eine *Primärtuberkulose* aus frischer Erstansteckung;

2. eine *Exacerbationstuberkulose* durch Aufflackern der Infektion in einem alten Herd;

3. eine *Streuungstuberkulose*, hämatogen oder bronchogen, aus alter Infektion;

4. eine *Superinfektionstuberkulose* durch Neuansteckung von außen her bei noch nicht endgültig erloschener Erstansteckung;

5. eine *Reinfektionstuberkulose*, die nach biologischem Erlöschen der Erstansteckung das pathogenetische Geschehen der Erstansteckung vollständig wiederholt.

Den Vorgang bei der *exogenen Superinfektion* muß man sich wohl so vorstellen, daß die neu aufgenommenen Tuberkelbacillen nicht neue Herde setzen, sondern im Körper zerfallen und durch Tuberkulinisierung die vorhandenen Tuberkuloseherde aktivieren. Die Möglichkeit und die Bedeutung einer Superinfektion nach erfolgter Erstansteckung wird heute noch nicht einheitlich beurteilt, wenn auch an der Tatsache einer Überansteckung nicht gezweifelt werden kann. So kommt man z. B. für die Entwicklung des *Leichentuberkels*, einer besonderen Form der Hauttuberkulose, die bei der Sektion von verstorbenen Tuberkulösen und auch beim Schlachten tuberkulöser Tiere entstehen kann, nicht aus ohne die Annahme einer exogenen Superinfektion, die oft sogar als bovine Infektion auf die bestehende humane Infektion aufgepfropft ist. Aber der überwiegend gutartige Verlauf dieser Tuberculosis cutis verrucosa spricht schon dafür, daß derartige Superinfektionen gewöhnlich nur eine beschränkte Wirkung haben. Ebenso führt ja auch die künstliche Ansteckung mit virulenten Tuberkelbacillen bei der therapeutischen *Impfung nach* KUTSCHERA-VON AICHBERGEN nur zu benignen Hauttuberkulosen. Als ausreichend gesichert darf auf Grund klinischer und fürsorgerischer Erfahrungen, sowie tierexperimenteller Ergebnisse die Anschauung gelten, daß eine Superinfektion so lange nicht wirksam wird, wie die vorhergehende Tuberkuloseinfektion noch aktiv ist. So ist auch die Furcht vieler Tuberkulosekranker, daß sie sich in der Heilstätte an anderen Tuberkulösen erneut anstecken könnten, unbegründet, wie auch die praktische Erfahrung bestätigt. Eine Superinfektion wird aber dort zustande kommen können, wo Menschen mit inaktiver Tuberkulose längere Zeit in der Umgebung von schwerkranken Tuberkulösen leben oder arbeiten. So findet man bei Ehegatten Offentuberkulöser, ebenso wie bei Ärzten und beim Pflegepersonal mit überständener Infektion nicht selten Tuberkulosen, die eine Superinfektion wahrscheinlich machen. Die Beobachtungen gerade bei der gegenwärtigen Tuberkulosewelle verstärken aber immer mehr den Eindruck, daß es zum Fortschreiten der Tuberkulose nach einmal erfolgter Infektion nicht so sehr der erneuten Aufnahme von Tuberkelbacillen bedarf, sondern daß eine ungünstige Umstimmung des Nährbodens, herbeigeführt durch Angriffe mannigfacher Art auf die körperliche und seelische Abwehrfestigkeit, allein schon ausreicht, um die ruhende Tuberkulose zum Aufflammen zu bringen. Man ist daher immer mehr bereit, die Überbewertung der

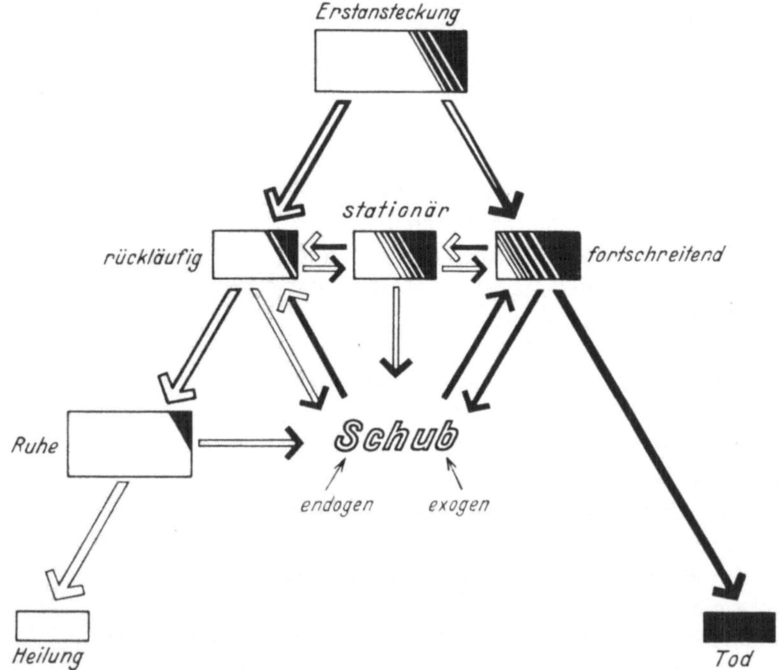

Abb. 8. Schema des Tuberkuloseablaufs. Richtung und Stärke der Schattierung deutet die *ungünstige* Tendenz, helle Aussparung die *günstige* Entwicklung der Tuberkulose an.

Die tuberkulöse *Erstansteckung* verläuft bei der überwiegenden Zahl der Menschen unbemerkt und kommt unter Rückbildung des Erstherdes zur *Ruhe* (klinische Heilung: Tuberkulinreaktion positiv), vereinzelt auch zur vollständigen *Heilung* (biologische Heilung: Tuberkulinreaktion negativ). Die andere Entwicklungsreihe führt von der Erstansteckung in unaufhaltsamem Fortschreiten in wenigen Monaten zum *Tode*.

Von diesen beiden Grundrichtungen kann die Tuberkuloseinfektion jederzeit abbiegen und in endogen oder exogen ausgelösten *Schüben* aus jeder Phase — selbst aus dem Stadium jahrzehntelanger Ruhe — fortschreiten, stationär werden oder wieder in den Zustand der Ruhe zurückkehren.

Nach biologischer Abheilung unterliegt eine erneute Ansteckung den gleichen Gesetzen, die wiederum durch Schübe von innen oder außen her abgewandelt werden können.

exogenen Superinfektion aufzugeben und die schicksalsgebundene Fortentwicklung der Tuberkulose auf endogenem Wege aus Herden der Erstinfektionsperiode abzuleiten.

Die Tuberkulose begleitet den Menschen von ihrem ersten Haften bis zum Tode. Sie darf auch dann nicht als ein zeitlich begrenztes Ereignis aufgefaßt werden, wenn sie aus ihrem akuten Stadium scheinbar völlig in Ruhe übergegangen ist, so daß man praktisch von Abheilung sprechen kann. Ob und wann es durch endogenen oder exogenen Anstoß zu einem neuen *Schub* kommt, läßt sich niemals voraussehen. Die Intervalle zwischen den einzelnen Schüben und Nachschüben können je nach dem akuten oder chronischen Ablauf der Tuberkulose Wochen und Monate, aber auch Jahre und Jahrzehnte betragen, und ebenso kann jeder Schub der letzte sein. Es wurde versucht, diese verschlungenen Wege des Tuberkuloseablaufes an einem Schema darzustellen, aus dem sich sämtliche Entwicklungsgänge der Tuberkulose, die möglich sind, ableiten lassen (Abb. 8).

Die Steuerung des unberechenbaren tuberkulösen Geschehens erfolgt wie für alle vegetativen Funktionen von *zentralnervöser* Stelle aus unter der Einwirkung innerer und äußerer Bedingungen, die wir nur zum Teil erfassen und beeinflussen können. Die *Relationspathologie* von RICKER, die *Stammhirnpathologie* von VEIL-STURM und die *Neuralpathologie* SPERANSKYs haben auch der Tuberkuloseforschung neue Impulse gegeben, die den Blick von den örtlichen Vorgängen zu den übergeordneten Zentren der Auslösung des Beginns und Fortschreitens der Krankheit lenken. Alle diese neugewonnenen Gedankengänge sind aber noch zu sehr in Fluß, als daß sie hier schon abgeschlossen dargestellt werden könnten. Doch sei nachdrücklich auf sie hingewiesen, weil sie auch für die Lungentuberkulose von weitreichender Bedeutung sind. Die Arbeiten von STURM u. a. über den Lungenkrampf (Kontraktionsatelektase) bewerten den pulmonalen Spasmus als eine Reaktion der Lunge auf nervale Reize aus infektiösen Quellen oder aus irradiativen Erregungen von kranken Nachbarorganen (Pleura u. a.) oder von entfernten Zentren her. Diese Auffassung hat unser Verständnis für das Entstehen der Kavernen, der Lungenblutungen, der Wirksamkeit des Pneumothorax und vieler anderer Vorgänge wesentlich gefördert. KALBFLEISCH verdanken wir wichtige Untersuchungen, die uns die schubweise, gewöhnlich apicocaudal von hinten nach seitlich und vorn verlaufende Ausbreitung der Tuberkulose in funktionalen Segmenten entsprechend der rückenmarkssegmentalen Gliederung verständlich zu machen suchen und vielleicht sogar die bevorzugte Lokalisation der Tuberkulose in den Lungenspitzen erklären können. Auch die Herdbildungen auf der Gegenseite erscheinen durch die Lehre von der segmentalen Innervation der Lungen in einem anderen Licht.

„Durch Erregungsausbreitung, die sich am Strombahnnervensystem zunächst latent, dann in Form von örtlichen Kreislaufstörungen im Sinne RICKERS manifestiert, werden die Bedingungen für neuerliche Bacillenablagerung und Ausbildung streng symmetrischer Veränderungen geschaffen" (AMSCHLER). Ohne das Wirken nervaler Einflüsse sind jedenfalls viele Formen der Lungentuberkulose, ebenso wie bestimmter Lungencarcinome und Staublungenerkrankungen nicht zu verstehen (Abb. 24).

Über der weit aufgezweigten Forschung, die den Tuberkelbacillus immer mehr aus seiner beherrschenden Stellung als Erreger der Tuberkulose in die bescheidenere Rolle eines Infektionsträgers drängt, darf aber nicht vergessen werden, daß nicht allein geweblich gebundene Vorgänge und auf Nervenbahnen fortgeleitete Reize über den Ablauf der Tuberkulose entscheiden, sondern daß alles gelenkt wird von dem Unbegreiflichen und Unfaßbaren, das wir *Seele* nennen. Durch sie erhält jede Persönlichkeit ihr besonderes Gepräge und damit ihr eigenes Schicksal. Der seelische Zustand schafft erst die inneren Vorbedingungen, die den äußeren Einflüssen für das Fortschreiten wie für die Rückbildung der tuberkulösen Infektion den Boden bereiten!

B. Die Lungentuberkulose.

I. Die Grundformen der Lungentuberkulose.

Der Übergang von der Tuberkulose*infektion* zur Tuberkulose*krankheit* vollzieht sich so unmerklich, daß es nur selten gelingt, ihren ersten Beginn zu erfassen. Treten im Anfangsstadium hier und dort einmal leichte vorübergehende Störungen des Gesundheitsgefühls auf, werden sie gewöhnlich nicht richtig gedeutet. Erst dann, wenn mit dem weiteren Fortschreiten der Tuberkulose Fieber, Husten, Auswurf, Blutungen oder Schmerzen das Gesamtbefinden beeinträchtigen, wird die Aufmerksamkeit auf die Möglichkeit einer Lungentuberkulose hingelenkt. Die Klinik konnte daher über den Beginn der Tuberkulose nur unzureichend Aufschluß geben. Erst der Ausbau der Tuberkulosefürsorge hat mit den umfassenden Röntgenreihenuntersuchungen von Gesunden und Kranken die Voraussetzungen geschaffen, um den Weg der Tuberkulose von ihren ersten sichtbaren Spuren an zu verfolgen und diese Ergebnisse mit den Feststellungen der pathologischen Anatomie und der Klinik zu einem Gesamtbild zu vereinen. In unserem Rahmen, der nicht mehr als eine orientierende Einführung in das für den weniger Erfahrenen so unübersehbare Gebiet der Tuberkulose geben will, soll nur angedeutet werden, in welchen Formen die Lungentuberkulose uns am häufigsten entgegentritt.

Die einfache Feststellung und Beschreibung einer Lungentuberkulose
genügte auf die Dauer den Anforderungen der Forschung und Praxis
nicht. Es war daher ein wesentlicher Fortschritt, als C. TURBAN gegen
Ende der Neunziger Jahre eine Einteilung der Lungentuberkulose angab,

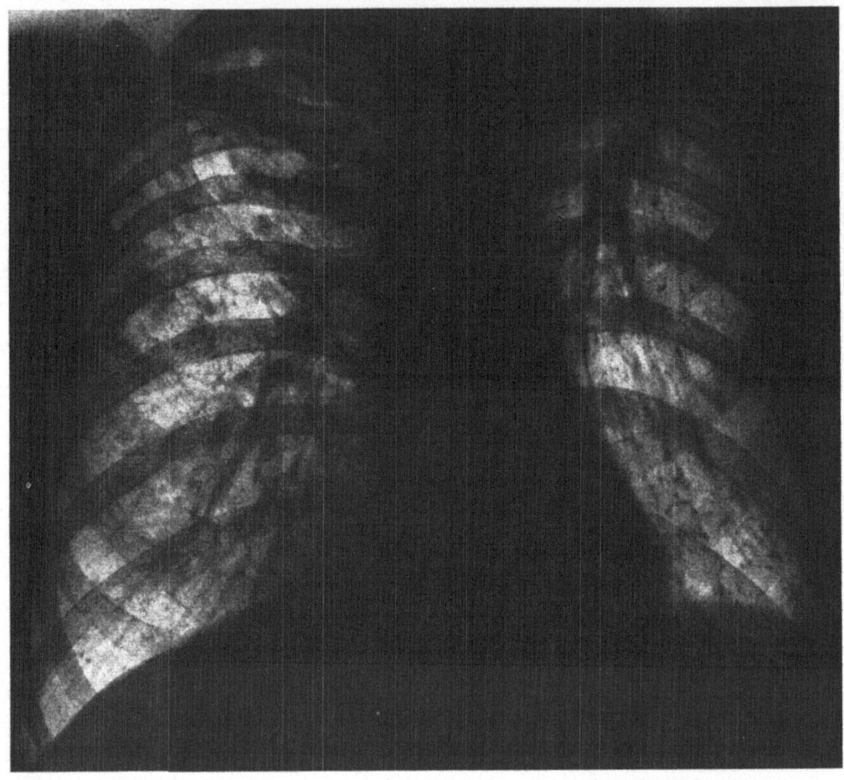

Abb. 9. Produktive Tuberkulose rechts, cirrhotische Tuberkulose links. 51jähriger Mann mit fortgeschrittener hämatogener Obergeschoßtuberkulose und ausgedehnten frischeren und älteren, zum Teil verkalkten
Streuherden. In der rechten Lunge überwiegend knotige Herdbildungen, während links starke Schrumpfung
mit Raffung der Gefäße nach oben (wie „Regenstraßen an der Fensterscheibe") besteht.
(Freundlichst überlassen von der Tuberkulosefürsorge München.)

die auf der Ausdehnung des Prozesses aufgebaut war. Diese Klassifi-
zierung nach *quantitativen* Gesichtspunkten hat lange Zeit ihre Bedeutung gehabt, bis sie durch die neueren Ergebnisse der Röntgenologie
und Pathologie überholt wurde, und sie sollte heute nicht mehr angewendet werden. Denn nicht das Ausmaß, sondern weit mehr der Charakter der geweblichen Veränderungen und das immunbiologische Verhalten des gesamten Organismus bestimmen den Gang der Lungentuberkulose. Diese *qualitative* Grundrichtung zu erkennen, bemüht sich
die *Beschaffenheits- oder Qualitätsdiagnostik*, die in den letzten Jahr-

zehnten entwickelt wurde. Sie geht von der pathologischen Anatomie aus und hat ihre beiden Pole in dem *exsudativen* und dem *produktiven* Geschehen. Während sich bei der exsudativen Form ein zell- und fibrinreiches, schnell verkäsendes Exsudat bildet, kommt es bei der produktiven Tuberkulose zu dem typischen Granulationsgewebe, dem Tuberkel. Jede Tuberkulose macht zunächst eine exsudative Phase durch. In der Folge gehen dann exsudative und produktive Vorgänge, Ausbreitung und Rückbildung nebeneinander her oder wechseln sich ab, bis sich die Richtung endgültig entscheidet. Zu diesen beiden Gruppen tritt schließlich noch die Abgrenzung einer *cirrhotischen* Tuberkulose für Prozesse, die vom Exsudativen über das Produktive immer mehr in das Stadium der bindegewebigen Umwandlung, die Schrumpfung, übergehen (Abb. 9). Mit dem an zahllosen Sektionen gewonnenen pathologisch-anatomischen Substrat hat man nun die röntgenologischen und klinischen Befunde beim Lebenden in Einklang zu bringen versucht. Die Art, Anordnung und Ausdehnung der im Röntgenbild erkennbaren Herdschatten in Verbindung mit dem Verhalten der Körperwärme, des Gewichts, der Blutsenkung, der katarrhalischen Erscheinungen usw. führten zu der Qualitätsdiagnose und gaben für Therapie und Prognose die Grundlagen ab. In der weiteren Entwicklung legten Klinik und Fürsorge in den Begriff des Exsudativen immer mehr das Ungünstige, Fortschreitende und in das Produktive das Günstigere, zu Stillstand und Rückbildung Neigende hinein. Keine Lungentuberkulose hat einen einheitlichen pathogenetischen Aufbau. Überall finden sich mehr oder weniger deutlich *Mischformen*, und so erhält jede Tuberkulose ihr eigenes Gepräge durch das jeweilige Überwiegen einer mehr exsudativen oder einer mehr produktiven Tendenz.

Tabelle 3.

Einteilung der Tuberkulose für den Jahresbericht der deutschen Tuberkulosefürsorge.
[Erläuterungen: Öff. Gesdh.dienst B 8, 261 (1942).]

I. Fürsorgefälle.

    a) Ansteckende Tuberkulose der Atmungsorgane *mit* Bacillennachweis.
    b) Ansteckende Tuberkulose der Atmungsorgane *ohne* Bacillennachweis.
    c) Nichtansteckende, aber aktive Tuberkulose der Atmungsorgane.
    d) Aktive Tuberkulose anderer Organe zusammen,
    e) davon: Knochen und Gelenke, Drüsen, Haut.

II. Überwachungsfälle.

    a) Klinisch geheilte Tuberkulose der Atmungsorgane.
    b) Klinisch geheilte Tuberkulose anderer Organe.
    c) Exponierte und exponiert Gewesene.
    d) Unentschiedene Diagnosen.

III. Beobachtungsfälle

(nichttuberkulöse Erkrankungen der Atmungsorgane: Staublunge, Asthma, Carcinom usw.).

IV. Gesunde.

Neben dieser qualitativen Unterscheidung gingen die Bemühungen weiter, eine allgemein geltende *Einteilung der Lungentuberkulose* zu schaffen. Das ist bis heute aber trotz vieler Vorschläge noch nicht gelungen. Nur für die Jahresstatistik der deutschen Tuberkulosefürsorgestellen hat man sich auf ein Schema geeinigt, das auf der Ansteckungsfähigkeit, der Aktivität und der Lokalisation der Tuberkulose, sowie

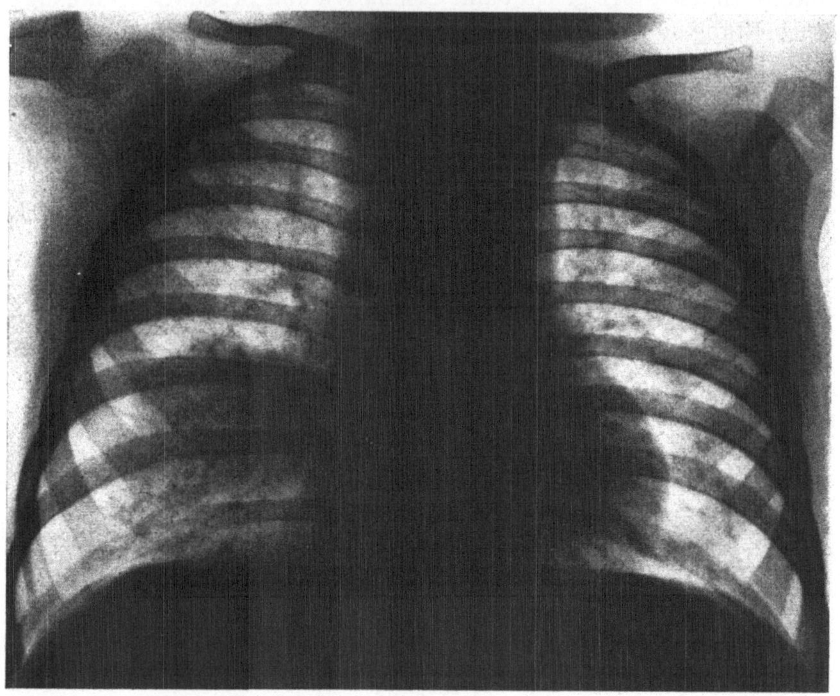

Abb. 10. Primärinfiltrierung in Rückbildung. 1½jähriger Knabe, Vater offene Lungentuberkulose, war im Alter von 6 Monaten mit Husten, mäßigem Fieber, Gewichtsstillstand, Appetitlosigkeit und auffallender Blässe erkrankt; später traten wiederholt Phlyktaenen am rechten Auge auf. Unter Heilstättenpflege Rückbildung der anfangs sehr ausgedehnten Infiltrierung, gute Erholung, Gesamtentwicklung nicht gestört. Röntgenbefund 16. 6. 1934: Im rechten Untergeschoß kleinhandtellergroße rundliche Verschattung, die sich lateral in die Umgebung verliert und nach medial und unten in den Hilus-, Herz- und Zwerchfellschatten übergeht. Mittelfellschatten oberhalb des Herzens bandartig nach beiden Seiten verbreitert (,,Schornsteinschatten''), bedingt durch Verdrängung der mediastinalen Pleura infolge Schwellung der bronchialen und paratrachealen Lymphknoten.

den sich daraus ergebenden fürsorgerischen Maßnahmen aufgebaut ist (Tabelle 3). Diese Gliederung berücksichtigt aber nicht die verschiedenen Entwicklungsgänge der Tuberkulose, auf die die Klinik ihre Einteilung abstellen muß. Soweit sie nicht der RANKEschen Stadienlehre folgt, trennt sie dabei von der *primären* Tuberkulose nach erfolgter Erstansteckung die Formenfülle der *postprimären* Tuberkulose ab, mit der wir es bei der Lungentuberkulose als Krankheit vorwiegend zu tun haben.

Aus der *primären Herdsetzung* in den Lungen kann die Tuberkulose verschiedene Wege einschlagen. Der übliche Ablauf geht über die *Infiltrierung* um den Erstherd und die dazugehörigen regionären Lymphknoten (perifokale Entzündung) bald in Vernarbung und später in Verkalkung über (Abb. 10—12). Diese steckengebliebene Erstinfektion ist bei

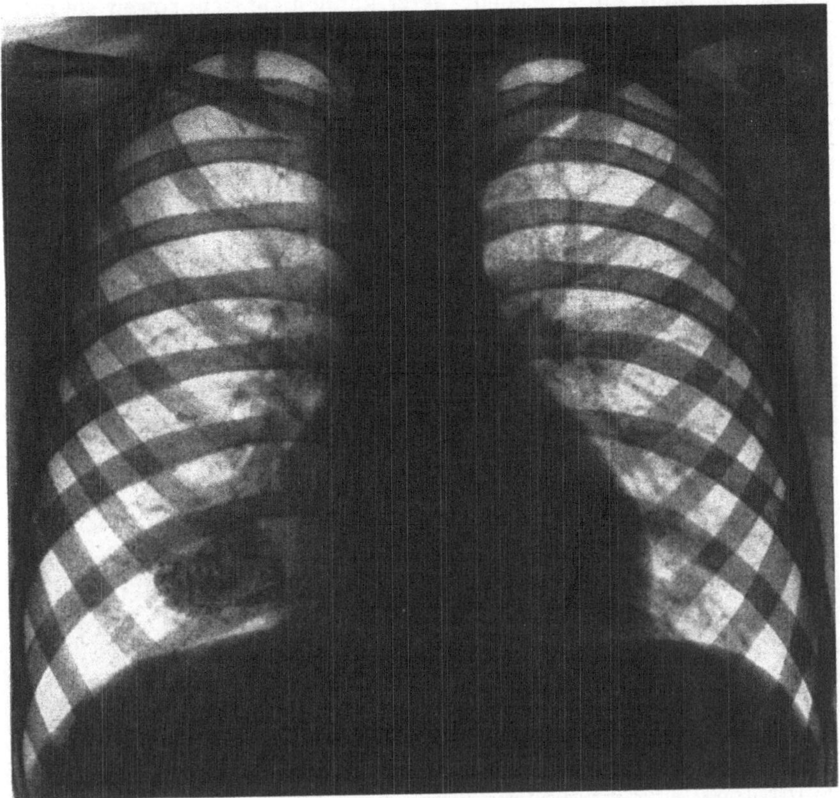

Abb. 11. Derselbe Fall. Röntgenaufnahme vom 22. 9. 1938: 4 Jahre später wesentliche Verkleinerung des Schattenherdes, der jetzt mit Kalkeinlagerungen dicht durchsetzt ist und sich scharf von der Umgebung abhebt. Feine Kalkherde im Hilus. Pleuritische Reste im Herz-Zwerchfellwinkel. Der Schornsteinschatten hat sich zurückgebildet.

vielen Menschen dann oft als *verkalkter Primärkomplex* das ganze Leben hindurch als charakteristischer Schattenherd ohne Krankheitswert im Röntgenbild nachzuweisen (Abb. 13). Die in diesen später vielfach auch verknöcherten Primärherden eingeschlossenen Tuberkelbacillen bleiben aber lebensfähig und virulent! Sie unterhalten die Allergie und können jederzeit, auch noch nach Jahrzehnten, zur Quelle tuberkulöser Aussaaten werden.

Andererseits kann auch schon von dem frischen, noch nicht abgeheilten Primärherd aus eine fortschreitende Tuberkulose ihren Ausgang nehmen. Entweder kommt es unter Erweichung (Primärkaverne) zur Streuung und damit im weiteren Verlauf meist zum ungünstigen Ende, seltener zu einer Ausheilung. Oder — und das ist gewöhnlich der Fall — die Bacillen nehmen unter Rückbildung des Primärkomplexes ihren Weg über die benachbarten Lymphgänge bis zum Ductus thoracicus, wo sie die Blutbahn erreichen. Jetzt können sie sich, soweit sie nicht

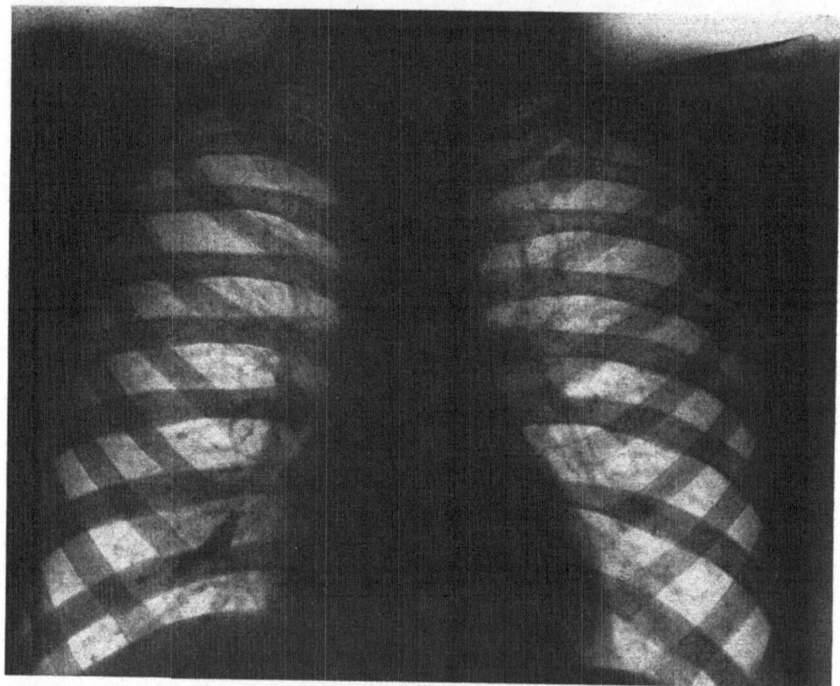

Abb. 12. Derselbe Fall. Röntgenaufnahme vom 19. 5. 1947: Der jetzt 15jährige Knabe hat sich ungestört entwickelt und bietet keinerlei Krankheitserscheinungen. Die Aufnahme zeigt einen weiteren Rückgang des Primärherdes. Mit zunehmendem Lebensalter werden sich Größe, Form und Dichte des Primärherdes durch Schrumpfung und Kalkresorption noch weiterhin verändern. Die verkalkten Hiluslymphknoten treten in diesem Fall nicht so deutlich hervor. (Freundlichst überlassen von der Kleinkinderheilstätte Gaissach i. Oberbayern.)

durch die natürliche Resistenz des Gewebes daran gehindert werden, im gesamten Kreislauf ausbreiten und an irgendeiner Stelle minderer Abwehr neue Herde setzen.

Mit diesem Stadium der *Generalisierung* nimmt die postprimäre Lungentuberkulose ihren Anfang. Der widerstandsschwache Organismus antwortet auf das akute Überschwemmen mit virulenten Erregern mit einer *Miliartuberkulose*, die meist von einer Meningitis begleitet, zum Tode führt. Das Röntgenbild dieser *Frühgeneralisation* (Primärherd noch nicht abgeheilt!) zeigt dann die charakteristischen feinen Fleck-

schatten, die beide Lungenfelder gleichmäßig durchsetzen. Der abwehrfähige Körper kann mit einer solchen miliaren Aussaat fertig werden
und oft verschwinden auch ausgedehnte Streuungen in beiden Lungen
wieder, ohne Spuren zu hinterlassen. Diese *gutartigen Miliartuberkulosen,*
die oft nur durch Zufall entdeckt werden, von der prognostisch so

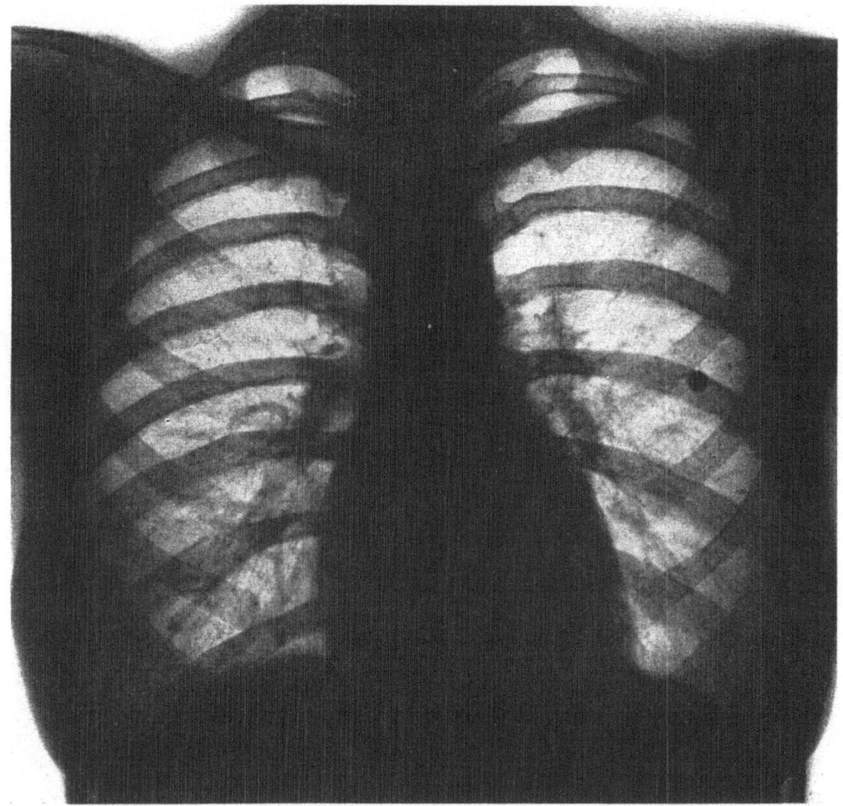

Abb. 13. Verkalkter Primärkomplex. 25jähriges gesundes Hausmädchen. Der verkalkte Primärkomplex
im Mittelfeld links, dem kein Krankheitswert zukommt, wurde bei der Einstellungsuntersuchung festgestellt. Die Kalkeinlagerungen in den Hiluslymphknoten sind in diesem Fall nur gering. (Donaustauf.)

ungünstigen klassischen Miliartuberkulose abzutrennen, haben wir vor
allem durch die fortlaufenden Röntgenuntersuchungen von Gesunden
und Kranken in der Tuberkulosefürsorge gelernt (Abb. 14).

Ein weiterer Weg der Tuberkuloseausbreitung im Generalisationsstadium geht vom *Hilus* aus. Die häufigste Form ist die *Bronchialdrüsentuberkulose* im Kindesalter (Abb. 15). Um die geschwollenen
Hiluslymphknoten herum entstehen dichte *Infiltrierungen* auf einer oder
auf beiden Seiten. Sie sind von wechselnder Größe und reichen mit ihren

Ausläufern oft weit in alle Geschosse hinein. Auch die Pleura der Interlobien wird dabei mitergriffen und reagiert geringer oder stärker mit
Ergußbildung. Diese Infiltrierungen des Sekundärstadiums — nicht
immer sicher von der Primärinfiltrierung abzugrenzen — sind weitgehend rückbildungsfähig und führen nur gelegentlich zu Einschmelzungen (Sekundärkavernen). Sie haben bei Kindern überwiegend eine

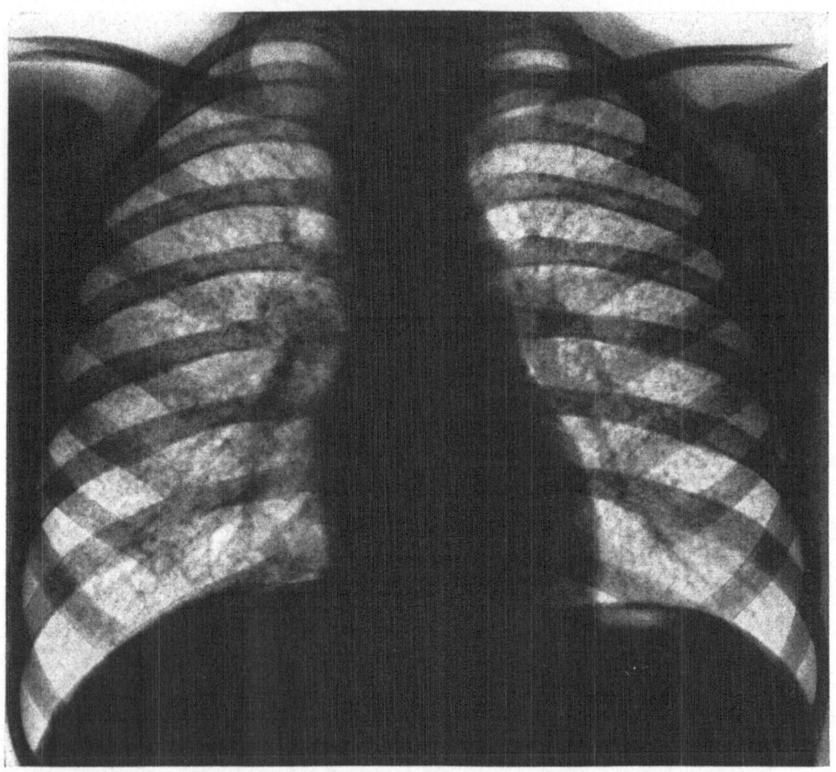

Abb. 14. Gutartige miliare Aussaat. 11jähriger Knabe, mit Fieber erkrankt, als dessen Ursache schließlich diese miliare Aussaat in beiden Lungen festgestellt wurde. Noch wiederholte Fieberschübe, vorübergehend geringer Ascites, dann Erholung. Die Röntgenaufnahme 6 Monate später zeigt nur noch Streuherde im Obergeschoß. Nach weiteren 3 Monaten sind auch diese ohne Reste verschwunden.
(Freundlichst überlassen von der Tuberkulosefürsorge München.)

günstige Prognose, auch wenn sich im nüchtern ausgeheberten Magensaft
einmal einige Tuberkelbacillen finden, die nicht eingeschmolzenem
Lungengewebe, sondern tuberkulösen bronchialen Lymphknoten entstammen. In eine eigentliche Lungentuberkulose. gehen diese endothorakalen Tuberkulosen gewöhnlich nicht über, sind aber zuweilen
auch von hämatogenen Aussaaten gefolgt, die einen unberechenbaren
Verlauf nehmen. Ungünstiger und hartnäckiger sind die selteneren

tumorigen Bronchialdrüsentuberkulosen mit ihren grobknolligen Schwellungen, in die oft auch die paratrachealen Lymphknoten einbezogen sind. Hier kann es ab und an zum Durchbruch von verkästen Lymphknoten in den Bronchus und damit zu weiteren Streuungen kommen.

Diesen für das Kindesalter so charakteristischen Tuberkulosen ähneln auch die Formen, wie wir sie nach der *späten Erstansteckung* bei jugend-

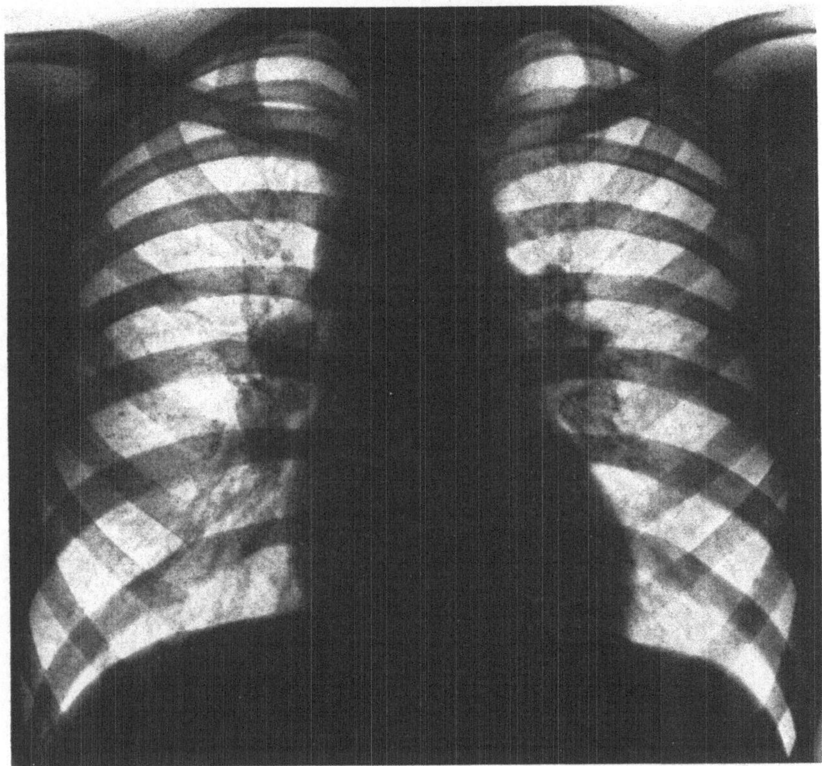

Abb. 15. Kindliche Bronchialdrüsentuberkulose. 13jähriger Knabe. Hiluszeichnung beiderseits klumpig verstärkt mit streifiger Auffaserung in die Umgebung. Tuberkulin positiv. Blutsenkung (Einstundenwerte): zwischen 16—20 mm. Im weiteren Verlauf allmählicher Rückgang der Verdichtungen. (Donaustauf.)

lichen Erwachsenen gehäuft beobachten können. Eingeleitet werden diese Tuberkulosen oft mit einer Pleuritis exsudativa, einer Phlyktäne oder einem Erythema nodosum. Ohne eigentlichen Übergang entwickeln sich aus dem primären Herd Schwellungen der bronchialen Lymphknoten mit ausgedehnten Infiltrierungen in einer oder in beiden Lungen. Im Gegensatz zu den kindlichen Bronchialdrüsentuberkulosen schmelzen sie aber schon früh ein und trüben das prognostische Bild, ganz besonders bei den Angehörigen wenig durchseuchter Völker. Diese späten Erstansteckungstuberkulosen, meist bereits in fortgeschrittener

Entwicklung, finden wir in Deutschland im letzten Jahrzehnt in großer
Zahl. Wenn auch der exakte Nachweis einer negativen Tuberkulinreaktion vor der Erkrankung nur selten erbracht ist, läßt sich die Annahme einer späten Primärinfektion bei vielen dieser kranken Adoles-

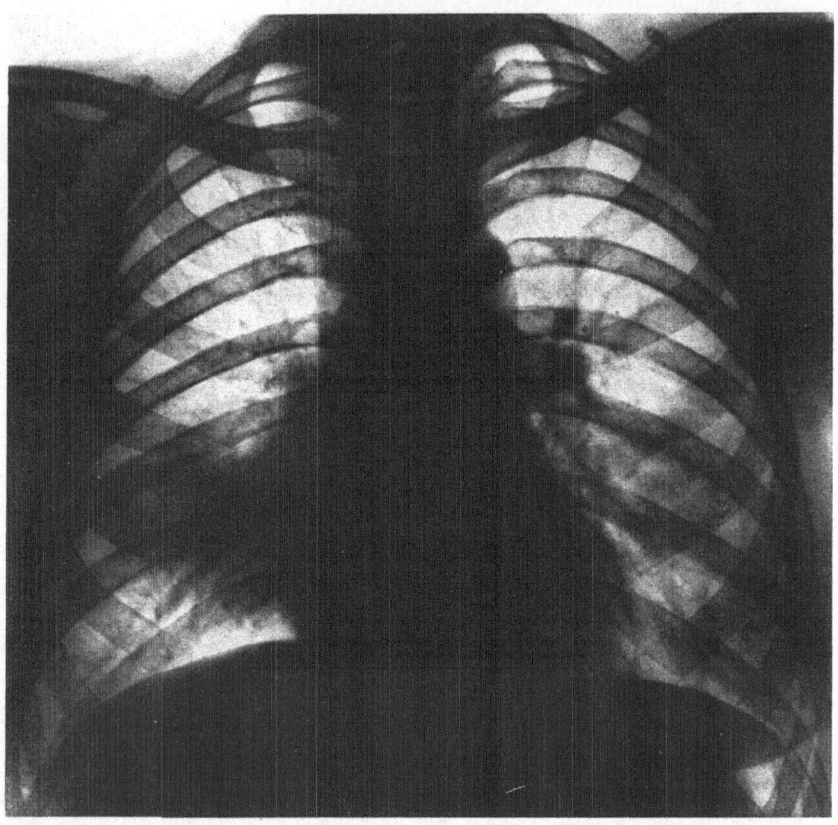

Abb. 16. Bronchialdrüsentuberkulose bei jugendlichen Erwachsenen. 23jährige Medizinstudentin, bisher
gesund und bei wiederholten Röntgenuntersuchungen ohne Befund. Im Juni 1947 ziemlich plötzlich mit
Verschlechterung des Allgemeinbefindens erkrankt. Röntgenaufnahme ergab tumorige Hilusdrüsen-
schwellung vorwiegend rechts mit beginnender Infiltrierung. Diese nahm im Lauf der nächsten Zeit
rasch zu. Röntgenaufnahme 24. 10. 1947: Flügelförmige Ausbreitung der Infiltrierung von den Hiluslymphknoten aus in beiden Untergeschossen, links Einschmelzungen. Tuberkelbacillen positiv (Gaffky 3).
Blutsenkung 48/85 mm. Spitzenfelder beiderseits frei! Wahrscheinlich handelt es sich hier um ein
fortgeschrittenes Stadium später Erstansteckung. (Donaustauf.)

zenten aus dem klinischen und röntgenologischen Befund heraus doch
rechtfertigen (Abb. 16). Diese Infiltrierungen können sich wieder ganz
zurückbilden und hinterlassen oft nicht einmal ein Indurationsfeld.
Aber auf dem Nährboden eines widerstandslos gewordenen Organismus
entwickeln sie sich auch ungehemmt zu ausgedehnten schweren Tuberkulosen und lassen auf späteren Bildern dann kaum noch erkennen,

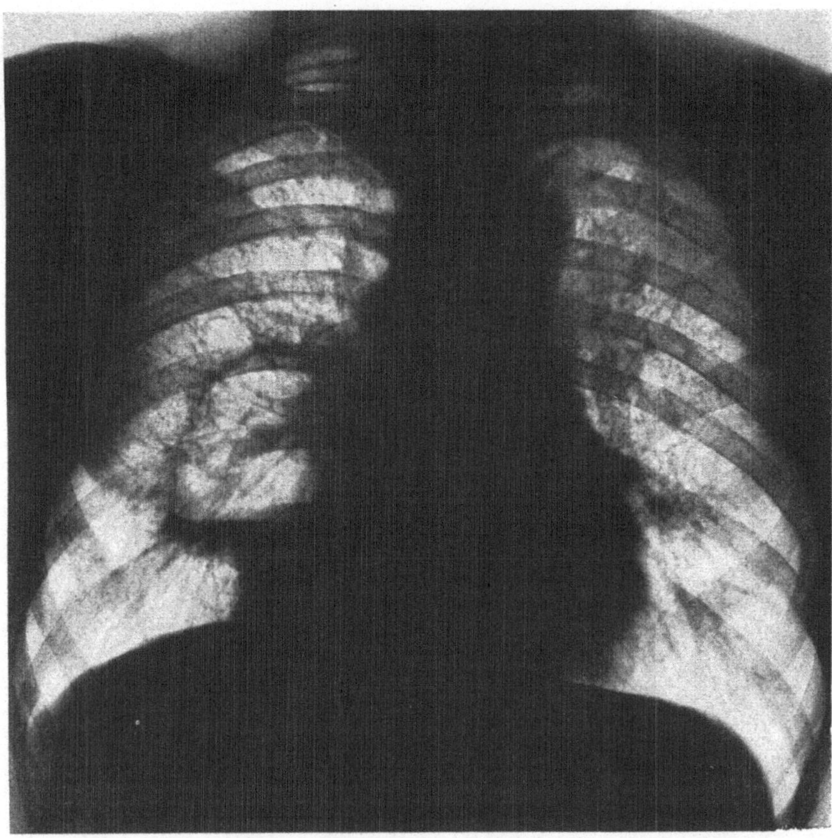

Abb 17. Hilusnahe Kaverne. 39jähriger Landwirt, vor 6 Monaten schleichend erkrankt. Infiltrierende Tuberkulose, wahrscheinlich von den Bronchiallymphknoten ausgegangen. Rechts gänseeigroße hilusnahe Kaverne („Blumenkorbform") und kleinere Einschmelzungen unterhalb der Schlüsselbeine. Diese hilusnahen Kavernen liegen gewöhnlich in der Spitze des rechten Unterlappens, wie die Röntgenuntersuchung im queren Durchmesser erkennen läßt. Die Aufnahme zeigt deutlich zwei charakteristische Kavernenzeichen: 1. geschlossene ringförmige Begrenzung, 2. Flüssigkeitsspiegel.

Diese Tuberkulose ist zugleich ein eindrucksvolles Beispiel dafür, wie schwierig die *Prognose* und der Erfolg jeglicher Therapie zu beurteilen ist. Bei dem ausgedehnten Befund war man hier zweifellos berechtigt, einen ungünstigen Verlauf vorherzusagen und die Durchführung eines Heilverfahrens als wenig erfolgversprechend anzusehen. Der Patient ließ sich auch ärztlich nicht behandeln, setzte seine Lebensweise unverändert fort und hielt sich nur von der ganz schweren Landarbeit zurück. Nach 3 Jahren sind zur allgemeinen Überraschung auf der Röntgenaufnahme vom 4. 11. 1947 die große Kaverne und die kleineren Einschmelzungen nicht mehr zu erkennen! Auch die übrigen Herde haben sich weitgehend zurückgebildet, sind hart gezeichnet und gut abgesetzt. Der jetzt 42jährige Bauer befindet sich in gutem Allgemeinzustand (70 kg/167 cm), hat keine Krankheitserscheinungen und arbeitet weiter.

(Freundlichst überlassen von der Tuberkulosefürsorge Regensburg.)

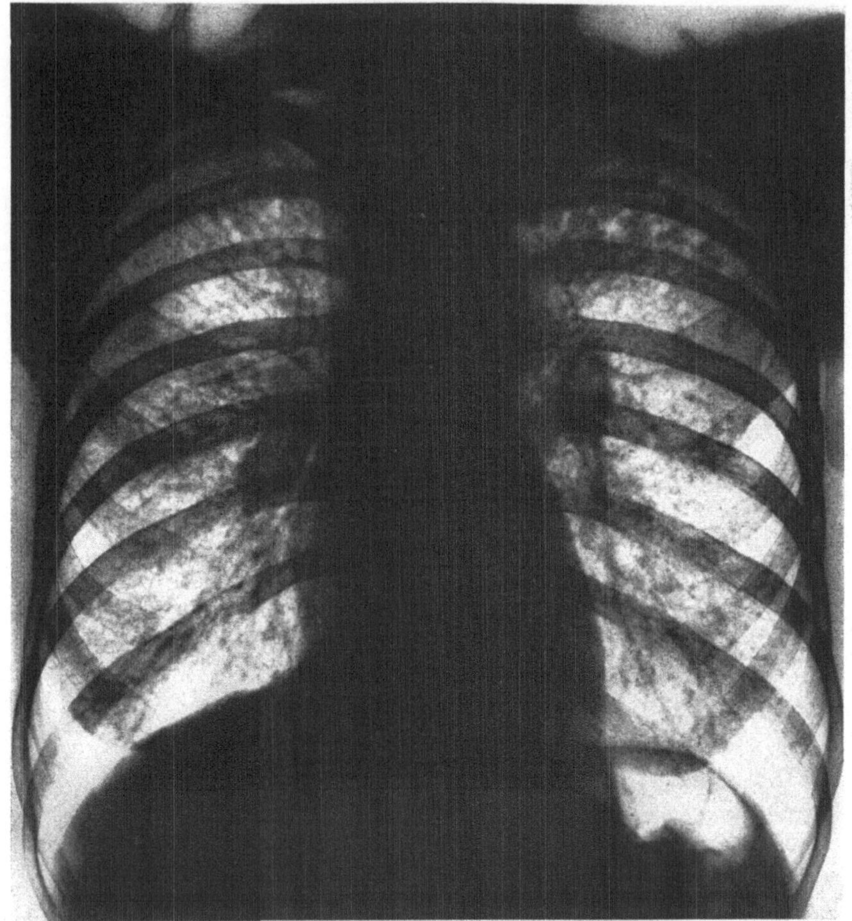

Abb. 18. Hämatogene Lungentuberkulose (Silicotuberkulose). 55jährige Frau. 1912—1930 neun Entbindungen. 1913—1920 Porzellanarbeiterin. Völlig gesund und arbeitsfähig bis Januar 1947. Damals
erkrankt mit Hautausschlägen auf der linken Wange, am rechten Arm und an beiden Unterschenkeln.
Mai 1947 Mattigkeit. Juni 1947 wurde bei Röntgendurchleuchtung doppelseitige Lungentuberkulose festgestellt. Röntgenaufnahme 2. 10. 1947: In beiden Lungenfeldern von oben nach unten an Dichte ab-
nehmend, gleichmäßig angeordnete gröbere und feinere Fleckschatten mit Einschmelzungen in den zum
Teil zusammenfließenden Herden ober- und unterhalb der Schlüsselbeine. Hiluszeichnung beiderseits leicht
klumpig verstärkt. Im Auswurf Tuberkelbacillen positiv. Bei den Hautausschlägen handelt es sich um
Lupusherde. Harn: Eiweiß negativ, vereinzelte Leuko- und Erythrocyten, Tuberkelbacillen positiv:
Nierentuberkulose. Für die Entwicklung dieser Tuberkulose ist der Jahrzehnte zurückliegende, aber fort-
wirkende Einfluß des Siliciumstaubes als Schrittmacher anzunehmen, da die Lungenzeichnung auffällig
dicht und hart ist und der Hilus beiderseits besonders kräftig hervortritt. (Donaustauf.)

woher sie ihren Weg genommen haben. So findet sich nicht selten bei
der Sektion ein unmittelbares Übergehen von der späten Primärinfektion
in die Frühgeneralisierung mit hämatogener Aussaat und tödlicher
Meningitis.

Die Absiedlungen der Erstansteckung in der Kindheit setzen sich aus Gründen, die sich unserem Wissen vorerst immer noch entziehen, besonders gerne in den *Lungenspitzen* fest. Dort heilen sie zu einem großen Teil unter Verkalkung aus und sind gelegentlich später noch als SIMON*sche Herde* im Röntgenbild zu erkennen. Diese Spitzenmetastasen, denen häufig weitere Streuungen nachfolgen, können aber auch zu einem

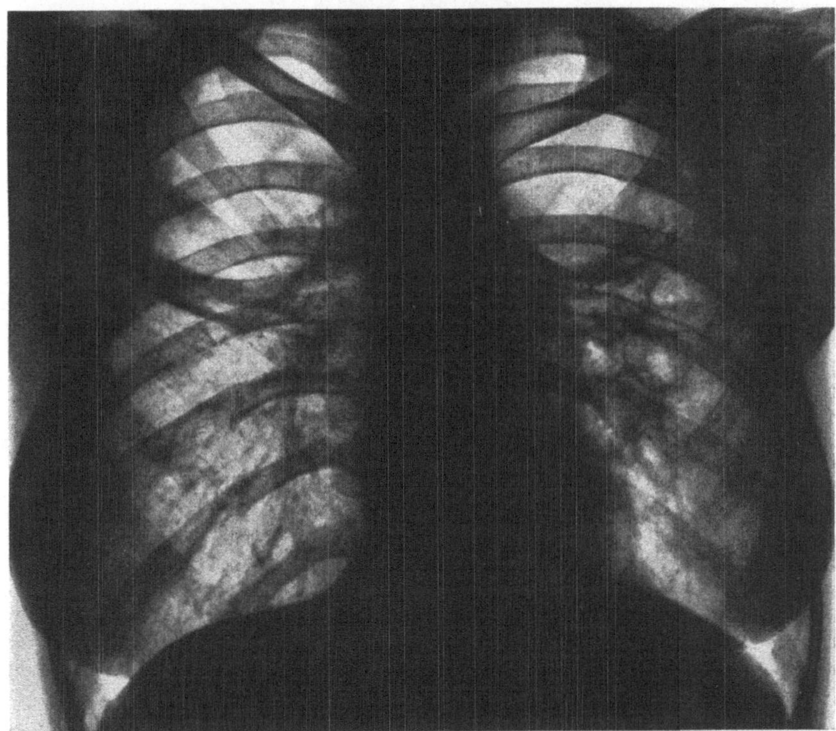

Abb. 19. Hämatogene Tuberkulose. 25jähriges Mädchen, vor 5 Jahren erkrankt und seitdem ständig in stationärer Behandlung. Röntgenaufnahme: Symmetrische Anordnung der Tuberkuloseherde in beiden Lungen. Riesenkavernen in den Obergeschossen. Aussaat in die Mittel- und Untergeschosse mit mehreren Einschmelzungen links. Kehlkopf- und Nierentuberkulose. Tod 3 Monate später an Blutsturz. (Donaustauf.)

neuen Ausgangspunkt für die Entwicklung von pulmonalen und extrapulmonalen Tuberkulosen werden. Eine Gruppe dieser Herde entwickelt sich auf dem lympho-hämatogenen Wege allmählich in apicocaudaler Richtung weiter (Abb. 22, 23). Vielfach geht das Vordringen dieser *hämatogenen Tuberkulosen* nahezu symmetrisch in beiden Lungen vor sich, zuweilen ist eine Seite zunächst bevorzugt. Im weiteren Verlauf kommt es zu Einschmelzungen mit kleineren und größeren Kavernen, die oft wie ausgestanzt („Lochkavernen") in dem kaum veränderten Lungengewebe der Umgebung hervortreten. Charakteristisch für diese hämatogenen

Lungentuberkulosen ist ihre Symptomenarmut. Die fehlenden subjektiven Beschwerden und die geringen physikalischen Erscheinungen führen oft erst in fortgeschrittenem Stadium zur richtigen Diagnose (Abb. 18, 19, 24). Durch einen oder wiederholte Schübe entstehen außer in den Lungen auch Metastasen in den Knochen und Gelenken, in der Haut,

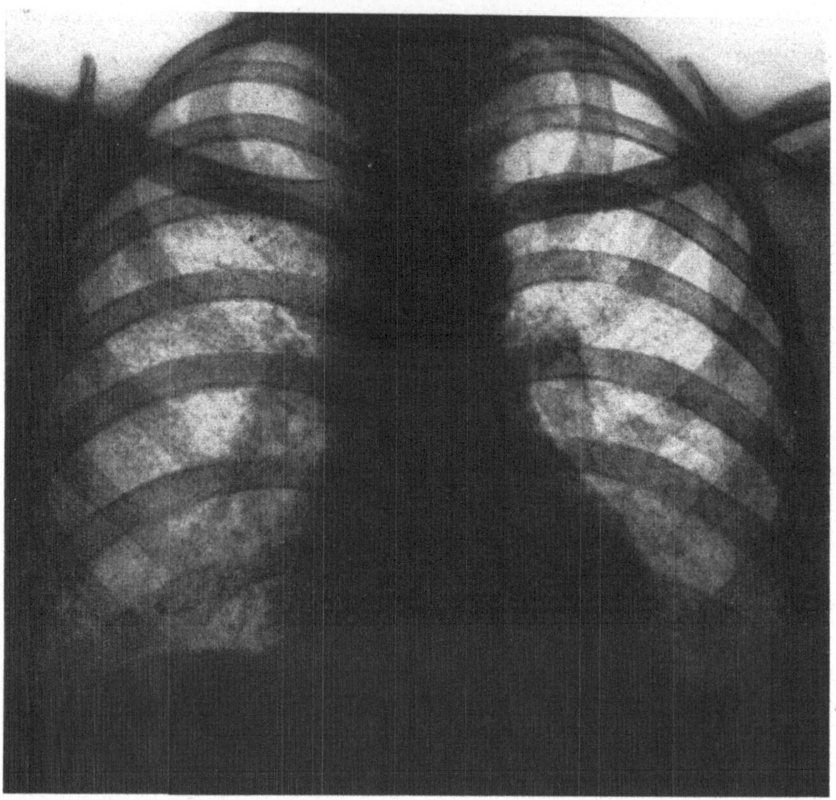

Abb. 20. Miliartuberkulose. 26jähriges Mädchen. Feinfleckige Streuung gleichmäßig über beide Lungenfelder verteilt. Tuberkelbacillen im Auswurf und im Harn positiv. Tod an Meningitis. (Donaustauf.)

in den Nieren und in anderen disponierten Organen. So kommt es zu einer Fülle von ganz verschiedenartigen Tuberkulosebildern. Läßt sich ihre Entwicklung nicht aufhalten, so wird das Ende bei dieser *Spätgeneralisation* (Primärherd abgeheilt!) zumeist durch eine miliare Aussaat herbeigeführt (Abb. 20).

Die überlieferten Anschauungen über den Beginn der Lungentuberkulose von den Spitzen aus wurden durch die „neue Lehre" vom *Frühinfiltrat* eine Zeitlang in den Schatten gestellt, bis sie durch neuere Untersuchungen, die durch den technischen Fortschritt der Röntgenschichtaufnahmen möglich wurden, wieder in größerem Umfang bestätigt werden konnten. Namentlich KREMER und LOESCHCKE wiesen nach, daß von alten, oft scheinbar ruhenden und kaum erkennbaren Spitzenherden aus auf dem Wege über käsige Spitzenbronchitiden in den tieferen Abschnitten, auch infraclaviculär, neue Herde entstehen können. Damit wurde für das Frühinfiltrat, das sich in die RANKEsche Stadienlehre nicht recht einfügen wollte, wieder ein neuer Entstehungsweg nachgewiesen, nachdem schon früher seine einheitliche Genese angezweifelt war. Das Frühinfiltrat hatten vor allem ASSMANN (1922) und REDEKER als eine besondere Form der Tuberkulose herausgestellt. Bei jugendlichen Menschen, besonders in tuberkulosegefährdeter Umgebung, fand man durch die Röntgenuntersuchung seitlich unterhalb des Schlüsselbeins weiche, unregelmäßig begrenzte Schattenherde in streifiger Verbindung mit dem Hilus, aber ohne erkennbare Beziehung zu den Spitzengeschossen, die bis dahin allgemein als Ausgangspunkt für die Lungentuberkulose galten. Auch bei kleineren Aufhellungen konnten im Auswurf oft schon Tuberkelbacillen nachgewiesen werden, da viele dieser Infiltrate frühzeitig erweichten. Dabei waren die physikalischen Erscheinungen gewöhnlich nur gering oder überhaupt nicht vorhanden. Der lebhafte Streit um die Stellung dieser Infiltrate hat sich allmählich beruhigt, und wir wissen heute, daß beginnende Tuberkulosen sowohl in den Spitzen als auch in anderen Abschnitten der Lungen lokalisiert sein können. Das Frühinfiltrat ist nur *eine* der mannigfachen Formen der beginnenden Lungentuberkulose, und noch allzu oft werden heute Krankheitsbilder, die in eine ganz andere Entwicklungsreihe hineingehören, schlagwortartig mit dieser Bezeichnung bedacht. Die Begriffe der *Infiltrierung* und des *Infiltrates* sind übrigens bei der Lungentuberkulose nicht einheitlich festgelegt. Vorherrschend ist die Auffassung, wie sie auch SCHMINCKE vertritt, daß unter Infiltrierung eine pneumonische Verdichtung um einen Herdkern verstanden wird, während bei Infiltrat eine Unterscheidung zwischen Herdkern und Mantelzone nicht möglich ist, wie z. B. bei vielen Rundinfiltraten (Abb. 21).

Mit der Zunahme des Lebensalters und mit der Dauer der Tuberkulose kann sich die individuelle Immunitätslage ändern. Infolge der Durchseuchung des gesamten Organismus wird die Tuberkulose dabei aus einer Allgemeinkrankheit zu einem örtlichen Vorgang, der sich auf das befallene Organ beschränkt und den früheren Weg der lymphohämatogenen Ausbreitung kaum noch benutzt. Dieses Stadium ist charakterisiert durch die *isolierte oder tertiäre Lungentuberkulose,* die wir meist bei Erwachsenen, aber auch bei Jugendlichen und vereinzelt auch schon bei älteren Kindern antreffen. Bei welcher Gruppe von Tuberkulösen die Entwicklung aus der Generalisierung so eigenartig in die

Organbeschränkung abbiegt, ist nicht im voraus zu erkennen, doch sind hier sicher erbliche Faktoren mitbestimmend. Die isolierte Organtuberkulose nimmt ihren Ausgang aus exacerbierten alten Herden der Frühgeneralisation oder des primären Komplexes, ohne daß es dabei der Mitwirkung einer Superinfektion bedarf. Im Innern solcher Prozesse, die

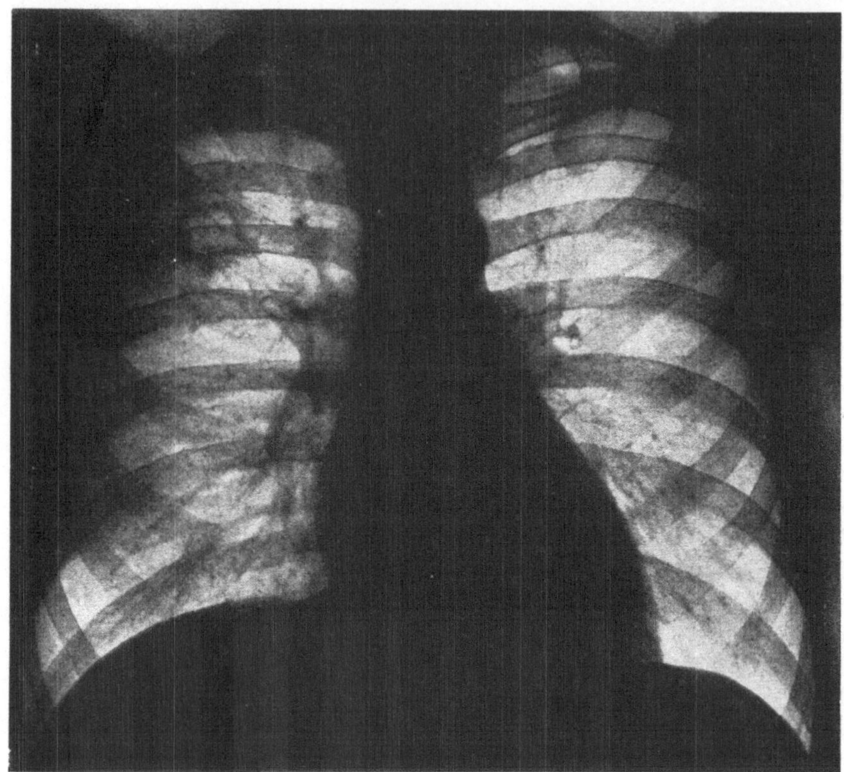

Abb. 21. Eingeschmolzenes infraclaviculäres Rundinfiltrat. 30jähriger Mann ohne besondere Vorgeschichte. Am 2. 10. 1945 Feststellung zweier älterer Rundherde von Pfenniggröße im rechten Oberfeld. Blutsenkung nicht beschleunigt. Tuberkelbacillen negativ. Röntgenaufnahme 12. 6. 1946: Der untere Rundherd ist jetzt dreimarkstückgroß und zeigt eine deutliche zentrale Aufhellung. Blutsenkung 5/18 mm. Grobstreifige Verbindung mit dem Hilus, während zum Spitzengeschoß keine sicheren Beziehungen zu erkennen sind. (Freundlichst überlassen von der Tuberkulosefürsorge München.)

bevorzugt in den Spitzengeschossen vor sich gehen, kommt es in chronisch protrahiertem Ablauf allmählich zur Einschmelzung und damit zur Bildung der Tertiärkaverne (Abb. 22, 23). Deren Abscheidungen werden auf den intracanaliculären Wegen der Bronchien, der Trachea und des Darmes nach außen befördert. Dieses Abstoßen der Krankheitsstoffe ist an sich ein Reinigungs- und Heilungsvorgang, als der er sich oft auch erweist. Wenn er als solcher nicht immer in Erscheinung tritt, liegt

das daran, daß mit dem Nachlassen der Abwehr von den Lungen aus
neue Tuberkuloseherde im Bereich der Bronchien, des Kehlkopfes und
des Darmes entstehen. Diese bronchogenen Streuherde können erwei-
chen und von sich aus wieder neue Aussaaten verbreiten, bis schließlich
das Übermaß der toxischen Schädigung das Herz zum Erliegen bringt.
Der Kranke mit isolierter Lungentuberkulose stirbt, wenn nicht ein
Blutsturz aus einem großen Lungengefäß den Tod akut herbeiführt,
unter zunehmender Kachexie fast immer an dem allmählichen Versagen
des Kreislaufs (Abb. 23).

Die *Kaverne*, die „zweite Krankheit" der Tuberkulose, sehen wir in
allen Stadien. Sie steht bei jeder konservativen und operativen Maßnahme im Mittelpunkt unseres Handelns und erfordert je nach ihrer
Genese, Form und Lage jedesmal besondere Anpassung. Über die Zusammenhänge der Kavernenentwicklung und -heilung haben die Arbeiten von BRONKHORST-DIJKSTRA, RICKER, REINHARDT, KALBFLEISCH,
H. ALEXANDER, STURM u. a. neue Aufschlüsse gebracht, die gegenwärtig
zur Diskussion stehen und dabei das örtliche Geschehen hinter die
zentral ausgelösten neuromuskulären und neurovasculären Vorgänge
zurücktreten lassen. Erweichung und Verkäsung von tuberkulösem
Lungengewebe kann zu mehr oder weniger großen Einschmelzungen
mit derber Umwallung führen. Bei diesen starren Zerfallshöhlen, wie
wir sie vor allem als *Spätkavernen* bei der tertiären Tuberkulose kennen,
entspricht das röntgenologische Bild einem tatsächlichen Defekt von
gleicher Größe. Daneben gibt es Hohlraumbildungen, die ohne Gewebszerfall zustande kommen. Hier haben Störungen des vegetativen
Lungentonus zunächst Kontraktionsatelektasen hervorgerufen. In ihrem
Zentrum können sich Alveolarerweiterungen nach Art von Emphysem-
blasen bilden, die durch Zugkräfte von außen her nach allen Seiten
auseinandergezerrt werden, so daß die bekannten zarten Ringschatten
der elastischen Rundkaverne entstehen. Unter Pneumothoraxbehandlung, aber auch spontan können solche *Frühkavernen* überraschend
schnell wieder verschwinden und hinterlassen dann oft nur geringe
Narben. Die bisherige Annahme einer Aufblähung solcher Hohlräume
durch die Atemluft, die durch den ventilartig wirkenden Verschluß
des Drainagebronchus nicht entweichen kann, wird mehr und mehr
abgelehnt. Alle diese Fragen sind noch nicht abgeschlossen. Es bleibt
aber als wichtiges Ergebnis, insbesondere für die aktive Therapie, festzuhalten, daß die Entwicklung der Kavernen durchaus kein einheitliches
Geschehen darstellt.

Auch für das Entstehen der *Lungenblutungen* werden heute über-
geordnete Faktoren verantwortlich gemacht. Die nervale Erregung
der Lungenstrombahn kann nach STURM aus primären cerebralen
Reizen, aus hilogen-mediastino-segmentalen Irritationen, aus peripheren

infektiösen Gewebsschäden oder aus intrapulmonalen Gefäßreflexen nach embolischen Verschlüssen hervorgehen und zu capillären Erythrocytendiapedesen führen. Die bisherige Annahme mechanisch bedingter Blut-

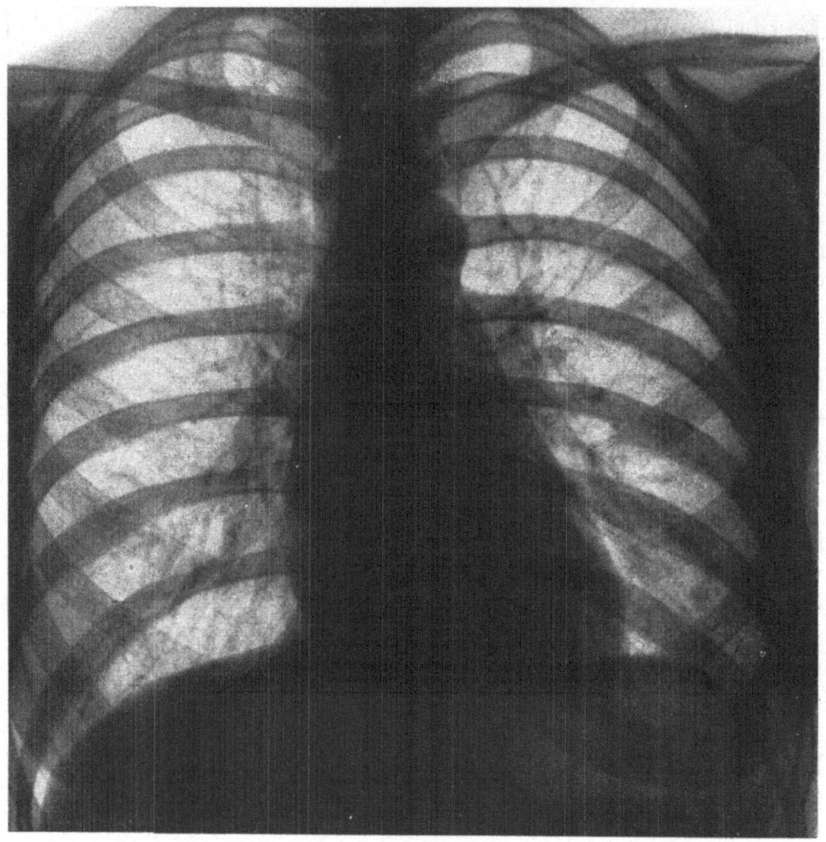

Abb. 22. Spitzentuberkulose rechts. 23jähriges Mädchen vor 6 Monaten schleichend erkrankt. Tuberkelbacillen negativ. Blutsenkung 5/17 mm. Röntgenaufnahme 7. 2. 1933: Fleckig-streifige Zeichnung des rechten Spitzenfeldes. Kräftige Hiluszeichnung beiderseits. (Donaustauf.)

austritte aus eingerissenen oder arrodierten Gefäßen rückt bei dieser Auffassung in den Hintergrund.

Die *Pleuritis exsudativa* nimmt im Rahmen des Tuberkuloseablaufs eine ganz besondere Stellung ein. Nachdem man lange Zeit an dem Begriff einer idiopathischen, essentiellen oder genuinen und auch rheumatischen Pleuritis festgehalten hat, wenn die Ursachen für eine Rippenfellentzündung nicht sicher auszumachen waren, setzt sich heute immer mehr die Erkenntnis durch, daß die isolierte Pleuritis mit mehr oder weniger großem Erguß, sofern sie nicht eindeutig mit einer unspezifischen

Erkrankung, wie Pneumonie, Sepsis, Tumor oder einem Trauma zusammenhängt, stets tuberkulosebedingt ist, auch ohne Nachweis von Tuberkelbacillen im Punktat! Diese Pleuritis exsudativa stellt einen

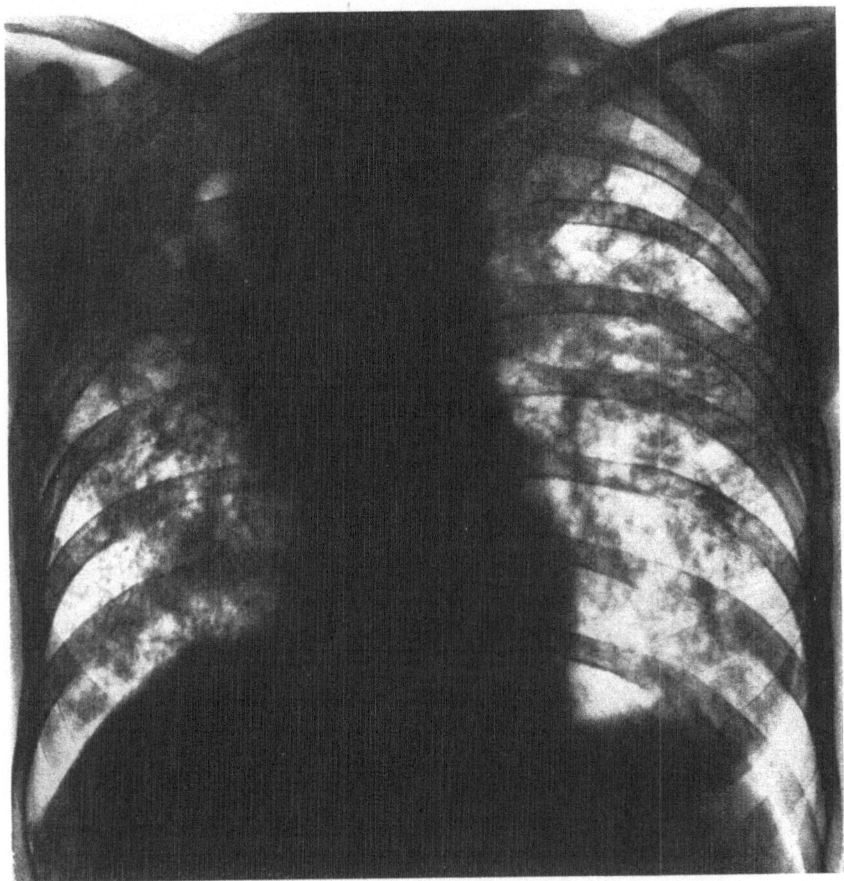

Abb. 23. Isolierte Lungentuberkulose (Endstadium). Die gleiche Patientin 14 Jahre später. Nach kurzem Heilverfahren im Jahre 1933 hatte sie geheiratet und hielt sich bis 1946 von jeder ärztlichen Untersuchung fern, obwohl sich ihr Befinden nach Entbindungen 1940 und 1942 allmählich verschlechterte. Röntgenaufnahme 2. 10. 1947: ausgehend von dem alten Spitzenherd rechts, fortgeschrittene produktiv-exsudative Tuberkulose des geschrumpften Oberlappens (Trachea verzogen!) mit größeren Zerfallshöhlen und ausgedehnten, zum Teil erweichten Streuherden in beiden Lungen sowie Zwerchfellverwachsungen.

Extrapulmonale Herde fanden sich bei dieser isolierten Organphthise nicht, dagegen als Zeichen der *intracanaliculären Ausbreitung* Darmtuberkulose mit unstillbaren Durchfällen sowie Kehlkopftuberkulose mit Heiserkeit bis zur Aphonie und Schluckbeschwerden. Das Leben dieser Patientin verlöschte 7 Wochen nach der Röntgenaufnahme unter zunehmendem Versagen des Kreislaufs und allmählichem Dahinschwinden. Als eines der sichersten Kennzeichen des herannahenden Endes bei der tertiären Lungentuberkulose waren 3 Wochen vor dem Tode die ersten Ödeme an den Füßen aufgetreten. — (Donaustauf.)

tuberkulösen Schub dar, der sowohl erster spürbarer Ausdruck einer Erstansteckung, namentlich bei Kindern und jugendlichen Erwachsenen, als auch eine Begleiterscheinung postprimärer Tuberkulosen aller Formen und Stadien sein kann und auch nur mit diesen zusammen zu bewerten ist. Man unterscheidet bei der exsudativen Pleuritis eine *serofibrinöse Form* von der eitrigen Pleuritis, dem *Pleuraempyem*, das entweder spezifisch oder mischinfiziert ist. Das Exsudat kann spontan oder nach Punktionen resorbiert werden und hinterläßt dabei häufig Verklebungen oder Verwachsungen der Pleurablätter. Diese *Schwarten* führen dann nicht selten zu ausgedehnten Verziehungen der Weichteile im Bereich des Mediastinums, vor allem des Herzens, der großen Gefäße und der Trachea, sowie des Zwerchfells, der Rippen und der Wirbelsäule, und beeinträchtigen damit Atmung und Kreislauf. Stärkere Kalkablagerungen in der Pleura sind die Ursachen der oft grotesken Bilder der *Panzerlunge* (Abb. 24).

Die *Prognose* der Lungentuberkulose im Sinne einer vorausschauenden Beurteilung, ob die Weiterentwicklung sich günstig oder ungünstig gestaltet, ist bei dem wechselvollen Bilde des jeweiligen Krankheitsablaufs trotz aller Fortschritte in der Diagnostik auch heute noch nicht mit ausreichender Sicherheit möglich. So schnell und unaufhaltsam die Tuberkulose im Ansturm oft ein junges Leben umwirft, so schleppend kann sie sich bei anderen Kranken in kleinen und kleinsten Schüben über Jahre und Jahrzehnte hinziehen und jederzeit überraschende Wendungen zum Schlechten oder zum Guten nehmen (Abb. 17). Für manchen Phthisiker, der seine Krankheit zum Inhalt seines Daseins erhebt und von der einmal ärztlich verordneten Schonung nicht wieder loskommt, gilt sogar die alte Weisheit, daß man sich, um lange zu leben, rechtzeitig ein chronisches Leiden zulegen muß!

Es gibt heute noch kein Verfahren, die Prognose der Tuberkulose exakt zu messen, zu errechnen oder im Reagenzglas abzulesen. Das muß mit allem Nachdruck denen gesagt werden, die immer wieder versuchen, aus irgendeinem Symptom oder dem Ausfall einer biologischen Reaktion allzu sicher auf den weiteren Ablauf der Tuberkulose zu schließen. Die Prognostik setzt sich vielmehr zusammen aus dem bunten Mosaik zahlreicher Faktoren, die sich auf die *gesamte Persönlichkeit des Tuberkulosekranken* und auf die *Tuberkulose* selbst verteilen. Die Forschung der letzten Jahrzehnte hat uns wesentliche Fortschritte in der Erkennung der Tuberkulose und damit zugleich auch in der Beurteilung ihres Ablaufs gebracht. Wir müssen alle diese Ergebnisse bei jedem Kranken immer wieder von neuem zusammentragen und abwägen. Auch die beste Diagnostik der Tuberkulose mit allen Mitteln der Klinik und des Laboratoriums tritt zurück hinter die Persönlichkeit des Arztes, seine Erfahrungen und seinen ärztlichen Blick. Erst diese Eigenschaften machen ihn zum guten Prognostiker. Aber auch ihn stellt die Tuberkulose immer wieder vor neue Überraschungen und Rätsel.

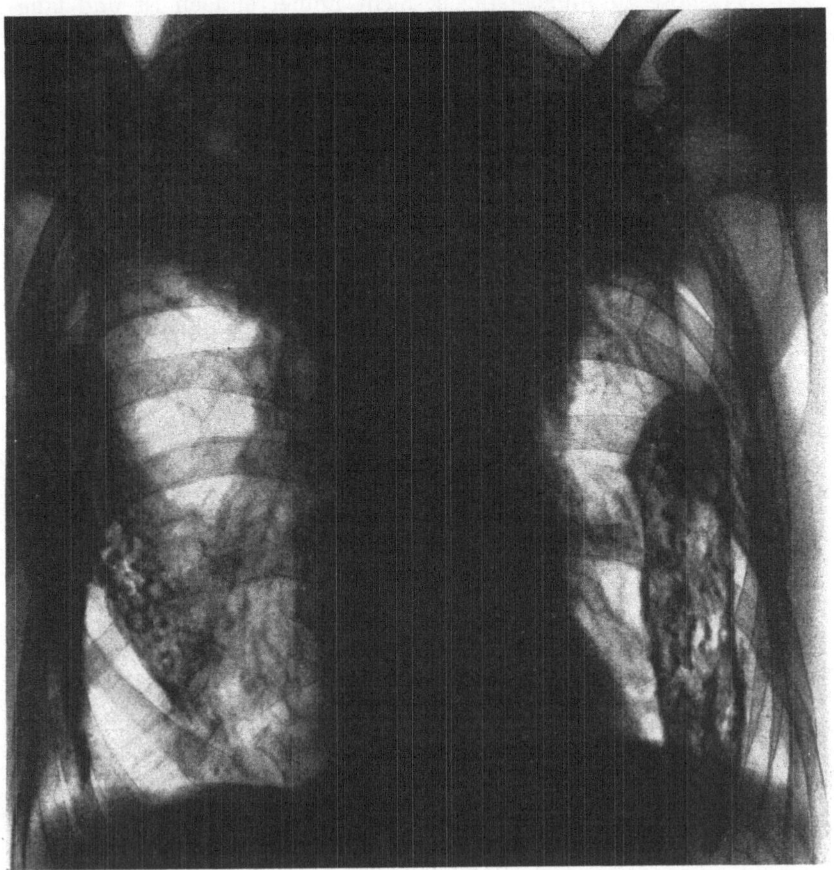

Abb. 24. Hämatogene Tuberkulose (Panzerlunge). 70jähriger Mann mit alter stark schrumpfender Obergeschoßtuberkulose, größere Kaverne rechts. Dichte Kalkablagerungen in der derb verschwarteten Pleura beiderseits. Zu beachten ist die für die hämatogene Tuberkulose charakteristische Symmetrie der pulmonalen und pleuralen Veränderungen. (Freundlichst überlassen von der Tuberkulosefürsorge München.)

In der Unterscheidung zwischen offener und geschlossener Lungentuberkulose liegt für die praktische Tuberkulosebehandlung und -bekämpfung, soweit wir sie heute beherrschen, das wichtigste prognostische Kriterium. Wirksam verbessern läßt sich die Prognose der Tuberkulose durch Früherfassung, Frühbehandlung und ausreichende ärztliche Überwachung. Wenn es nicht gelingt, die offene Tuberkulose durch konservative oder operative Maßnahmen geschlossen zu machen, wird sie ihrem Träger zum Schicksal, das sich nach BRAEUNING und anderen bei über vier Fünftel aller Offentuberkulösen spätestens innerhalb eines Jahrzehnts erfüllt!

Die Schwierigkeiten bei der Prognosestellung der Lungentuberkulose deuten schon darauf hin, daß die *Begutachtung* aller Fragen, die mit der Tuberkulose zusammenhängen, nicht immer einfach ist und langjährige Erfahrung und kritische Bewertung verlangt. Einzelne Probleme werden in dieser Einführung kurz gestreift: Ansteckungsfähigkeit (S. 73), Berufserkrankung (S. 8), Fürsorgeüberwachung (S. 37), Differentialdiagnostik (S. 60), Aktivität (S. 84), operative Behandlung (S. 108), Heirat (S. 105) und Schwangerschaft (S. 102).

Für die Anerkennung eines Zusammenhanges zwischen Tuberkulose und *Silikose* (S. 18 und 62) gelten die Vorschriften der 4. Verordnung über Ausdehnung der Unfallversicherung auf Berufskrankheiten vom 29. 1. 1943: Ziffer 17a Schwere Staublungenerkrankung (Silikose) und Ziffer 17b Staublungenerkrankung mit aktiv fortschreitender Lungentuberkulose.

Ein *Trauma* im Sinne einer äußeren Gewalteinwirkung auf den Körper verschlimmert eine ruhende oder fortschreitende Lungentuberkulose in der Regel auch dann nicht, wenn der Unfall den Brustkorb oder die Atmungsorgane unmittelbar trifft. Das gilt z. B. auch für die Mehrzahl der Thoraxverwundungen und Lungenschüsse, wie auch für Kampfstoffvergiftungen. Nur im Einzelfall kann sorgsames Abwägen aller Umstände zur Anerkennung eines Zusammenhanges zwischen Trauma und Tuberkulose führen, wenn ein einwandfrei nachgewiesener erheblicher Unfall vorausgegangen ist, der einen örtlichen und zeitlichen Zusammenhang mit der Entstehung der Tuberkulose erkennen läßt.

Derartige Fragen werden häufig bei der Behauptung einer *Wehrdienstbeschädigung* zu entscheiden sein. Für alle durch den Wehrdienst und durch die dem Wehrdienst eigentümlichen Verhältnisse hervorgerufenen Lungentuberkulosen, sowohl im Sinne der Entstehung wie der Fortentwicklung eines schon bestehenden Leidens, gelten die Bestimmungen des Wehrmachtsfürsorge- und Versorgungsgesetzes vom 16. 8. 1938. Nach den §§ 83, 84 WFVG. wird die *Versehrtheit* nach folgenden Stufen unterschieden:

Stufe I: Aktive, zum Stillstand (Latenz) neigende Lungentuberkulose.

Stufe II: Wenig fortschreitende, hauptsächlich einseitige Lungentuberkulose.

Stufe III: Offene fortschreitende ein- oder beiderseitige Lungentuberkulose; ferner werden nach Fürs.- und Vers.-Best. 1942, Nr. 230 beurteilt nach

Stufe IV: Schwere Erkrankung der Stufe III, soweit sie dauerndes Krankenlager oder außergewöhnliche Pflege nach WFVG. § 92, Abs. 3 erfordern.

Zu den offenen Tuberkulosen werden auch die Kranken gerechnet, die nur fakultativ offen sind.

Die einzelnen deutschen Länder haben nach dem Kriege verschiedene gesetzliche Bestimmungen erlassen, nach denen die Gewährung von Heilverfahren, Renten usw. für die Versehrten erfolgt, z. B. Bayern: Gesetz über Leistung an Körperbeschädigte (KB.-Leistungsgesetz) vom 26. 3. 1947.

II. Das Erkennen und Erfassen
der Lungentuberkulose.

Durch die Fortschritte der Naturwissenschaften und Technik wird die ärztliche Kunst in der Krankheitsdiagnostik immer mehr in die Richtung gelenkt, die im Körper vor sich gehenden Veränderungen schon in ihren ersten Anfängen zu erfassen und sie bereits dort aufzuspüren, wo nach außen hin noch keine Anzeichen auf die Störung eines bestimmten Organs oder Systems hindeuten. So wird bei jeder eingehenden ärztlichen Untersuchung der Harn auf Eiweiß und Zucker geprüft, auch ohne daß der Verdacht auf eine Nierenerkrankung oder einen Diabetes vorliegt. Serologische Untersuchungen auf Lues nimmt man in vielen Krankenhäusern bei allen Neuaufnahmen grundsätzlich vor — einerlei, ob der Patient eine Infektion angegeben hat oder nicht. Immer umfassender wird die planmäßige Untersuchung des Körpers, um das krankhafte Geschehen gleich im Beginn aufzudecken. Die Entwicklung im Sinne einer *Frühdiagnostik* und der sich daraus ergebenden *Frühbehandlung* ist ganz besonders eindrucksvoll bei der Lungentuberkulose zu verfolgen. Gegen diese Mechanisierung unserer Arbeit läßt sich manches einwenden. Es muß dem aber entgegengehalten werden, daß der Arzt sie bei der Tuberkulose nicht mehr entbehren kann, wenn er seine Aufgabe erfüllen will, Krankheiten nicht nur festzustellen, sondern sie auch zu verhüten und nach besten Kräften zu behandeln. Und so gehört heute zu jeder vollständigen ärztlichen Untersuchung auch das *frühzeitige Fahnden nach der Tuberkulose!*

Die *Symptome* der ausgebildeten Lungentuberkulose haben sich nicht geändert, solange es ein Wissen um diese Krankheit gibt. Ein allmähliches oder schnelleres Dahinschwinden des Körpers mit Nachlassen der Arbeitsleistung, mangelnder Eßlust und Abnahme des Gewichts, begleitet von Husten und Auswurf, oft auch Fieber, Schweißen, Blutungen, Heiserkeit und Durchfällen sind die klassischen Zeichen, die bei den einzelnen Kranken in wechselnder Stärke zu beobachten sind. Nicht selten errät schon der Laie, daß hinter einem Katarrh, der nicht weichen will, und dem zunehmenden körperlichen Verfall eine Tuberkulose steckt, und stellt die richtige Diagnose, die der Arzt nur zu bestätigen braucht. Dann liegt aber meist schon ein Stadium vor, in dem die Aussicht auf Heilung geschwunden ist und die Tuberkuloseerreger von dem Kranken bereits an die gesunde Umgebung weitergegeben sein können. Die einfache Folgerung aus diesen Feststellungen verlangt ein Erkennen und Erfassen der Tuberkulose schon in ihrer ersten Entwicklung. Mit den bisherigen klinischen und bakteriologischen Methoden konnte der Arzt weder in der Sprechstunde noch am Krankenbett diese Aufgabe lösen, weil der Patient erst dann seine Hilfe sucht, wenn er Beschwerden verspürt. *Die Tuberkulose in ihren ersten Anfängen verläuft aber symptomlos!* Diese fundamentale Erkenntnis wurde gewonnen vor allem aus den Erfahrungen der Tuberkulosefürsorge, die in den Jahren nach dem ersten Weltkriege erstmals daranging, Belegschaften ganzer Betriebe, Pflegepersonal, Schulklassen usw. vor den Röntgenschirm zu stellen. Dabei fielen immer wieder zwei Gruppen auf. Einmal sah man bei vielen

Untersuchten einwandfreie Anzeichen einer tuberkulösen Infektion, die unbemerkt verlaufen und unter Vernarbung abgeheilt war. Bei der zweiten Gruppe fanden sich in den Lungen mehr oder weniger ausgedehnte tuberkulöse Herde in fortschreitender Entwicklung, oft schon mit deutlichem Gewebszerfall, ohne daß ihrem Träger davon etwas zum Bewußtsein gekommen war. Planmäßig durchgeführte *Röntgenreihenuntersuchungen* bestätigten von überallher diese Beobachtungen, und damit bahnte sich eine Umwälzung in der Diagnostik der Lungentuberkulose an. Es blieb nicht mehr dabei, daß der Kranke den Arzt aufsuchte, sondern der Arzt kam zum kranken „Gesunden"! Dies führte schließlich zu der Forderung, die gesamte Bevölkerung reihenmäßig zu durchleuchten, um die unbemerkten und nicht erkannten Tuberkulosen herauszufinden. Die Fortschritte in der photographischen und röntgenologischen Technik schufen dann in dem *Röntgenschirmbildverfahren* die entscheidenden Voraussetzungen, um die Reihenuntersuchungen ganzer Länder und Provinzen durchzuführen. Seither wurden auch in Deutschland auf diese Weise mehrere Millionen Menschen untersucht, bis der Zusammenbruch damit ein Ende machte und die weit weniger ergiebige individuelle Diagnostik der Tuberkulose vorerst wieder in den Vordergrund treten mußte.

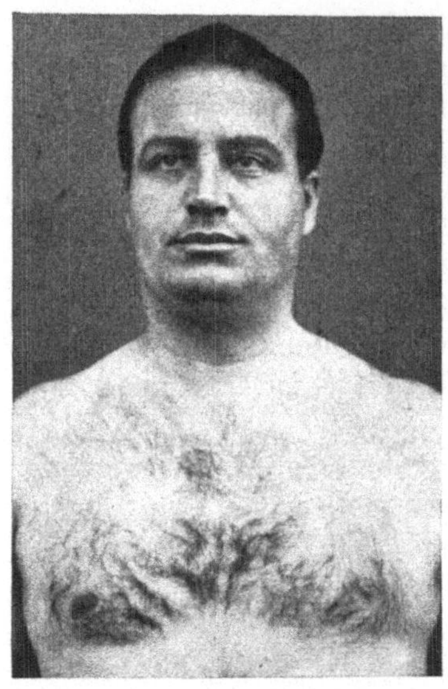

Abb. 25. Tuberkulose und Konstitution. 31jähriger Mann von athletischem Körperbau und gesundem Aussehen (90 kg/1,79 m). Träger einer überfaustgroßen Kaverne (Abb. 26)!

Bei der Lungentuberkulose sind Erkennen und Erfassen nicht voneinander zu trennen, wenn man sich nicht darauf beschränken will, immer wieder Kranke mit mehr oder weniger fortgeschrittener Tuberkulose zur Behandlung zu bringen. Die heutige Diagnostik der Lungentuberkulose und die Verfahren zur Erfassung der Tuberkulösen sollen hier ihrer praktischen Bedeutung entsprechend gewürdigt werden.

Jede eingehende Untersuchung bei dem Verdacht auf Tuberkulose beginnt mit dem Erheben der *Vorgeschichte.* Dabei nimmt die *erbliche Belastung* immer noch eine besondere, nicht einheitlich beurteilte Stellung ein, wie schon ausgeführt wurde (S. 10). Bestehen bleibt aber für das Erkennen und Erfassen der Tuberkulose die Forderung, bei Angaben über Tuberkulose in der Familie besonders sorgfältig auf Anzeichen einer Tuberkulose bei allen Angehörigen zu achten.

Der Begriff der *Tuberkulosegefährdung* ist im Laufe der letzten Jahrzehnte verschieden ausgelegt worden. Verstand man anfangs darunter mehr die Gefahr, infolge besonderer konstitutioneller Eigenart, etwa bei asthenischem Habitus, an Tuberkulose zu erkranken, so gilt nach der heutigen Auffassung nur derjenige als tuberkulosegefährdet,

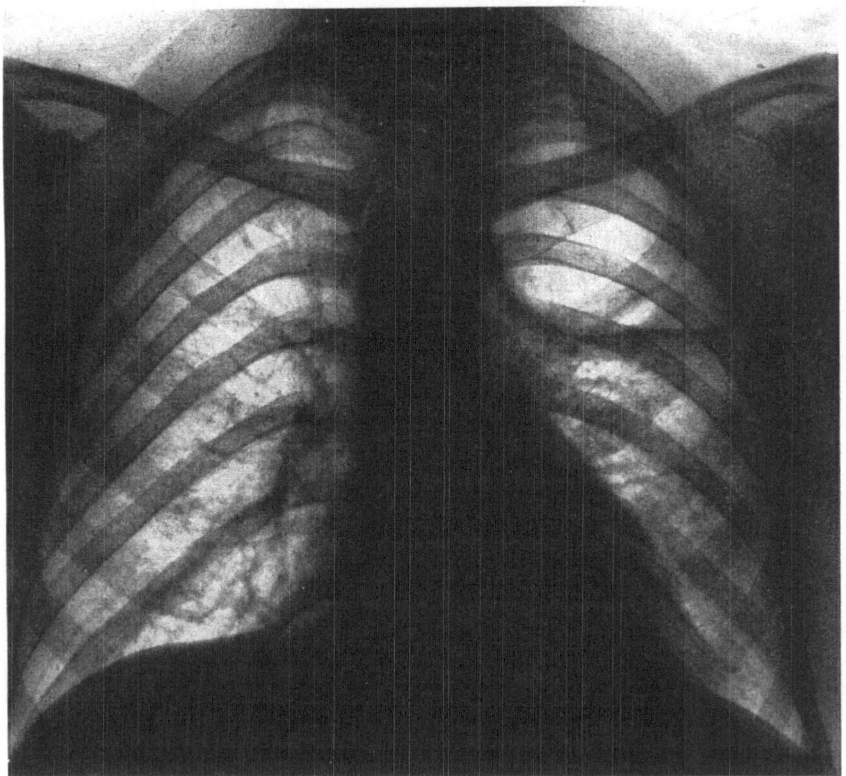

Abb. 26. Derselbe Fall. Riesenkaverne im linken Obergeschoß. Auswurf täglich 30 ccm, Tuberkelbacillen positiv, Senkung 60/116. — Durch Saugdrainage mit vorderer und hinterer Thorakoplastik wurde die Kaverne zum Verschluß gebracht. (Donaustauf.)

der in der Umgebung eines Ansteckendtuberkulösen lebt oder arbeitet. Es gibt keine *Konstitution*, die gegen Tuberkuloseinfektion und -krankheit schützt, und andererseits gibt es keine Konstitution, bei der die tuberkulöse Infektion unbedingt zur Erkrankung führt. Nur ganz allgemein neigt man der Auffassung zu, daß Menschen mit asthenischem Typus häufiger und schwerer an Tuberkulose erkranken und daß Pykniker eher eine Tuberkulose überwinden. Dabei finden sich aber nicht selten bei hageren, langaufgeschossenen Menschen, die jedermann wegen ihres schlechten Aussehens für tuberkulös hält, vollkommen gesunde Lungen, während wohlgenährte Männer mit athletischem Körperbau und Frauen mit erheblicher Adipositas an schwerer Lungentuberkulose leiden können, die ihnen keiner glauben will (hierfür geben Abb. 25, 26 ein eindrucksvolles Beispiel). Das gleiche gilt auch für Kinder. Gerade die „anfälligen" Sorgenkinder mit ihren „ewigen" Katarrhen, Anginen, Ekzemen und Drüsenschwellungen haben trotz aller Befürchtungen ihrer Mütter gewöhnlich keine oder nur unbedeutende Tuberkulosen, während kräftige, gesunde Kinder auch bei völligem Wohlbefinden gelegentlich mehr oder weniger ausgedehnte Lungenbefunde aufweisen. Bei der Erkennung der Tuberkulose ist also mit der Konstitution nicht viel anzufangen, zumal heute die ungenügende Ernährung das Erscheinungsbild oft ganz verändert und dadurch die Zuweisung zu einem bestimmten Konstitutionstypus erschwert. Bei kaum einer Krankheit ist es so gefährlich wie bei der Tuberkulose, allein nach dem Aussehen eine Anhiebsdiagnose zu stellen!

Unter den *Frühsymptomen* der Lungentuberkulose werden immer wieder genannt: Katarrhe mit Husten und Auswurf, Heiserkeit, leichte oder stärkere Blutungen, erhöhte Körperwärme, Brust- und Rückenstiche, Nachtschweiße, auffällige Gewichtsabnahme und vor allem Nachlassen der bisherigen körperlichen und seelischen Spannkraft. Diese Erscheinungen können in wechselnder Stärke und Zusammensetzung im Beginn einer Tuberkuloseentwicklung vorhanden sein, und führen, wenn sie beachtet werden, den Kranken meist noch rechtzeitig zum Arzt. Oft genug fehlen sie aber vollständig! All diesen Zeichen ist gemeinsam, daß sie auch bei Erkrankungen harmloser Art auftreten können, und daher rufen sie oft unnötige Aufregung hervor. Um so wichtiger ist in diesen Fällen die baldige entscheidende Klärung durch sorgfältige Untersuchung der Atmungsorgane mit allen Mitteln, die uns heute zur Verfügung stehen.

Einen wichtigen Hinweis auf die Möglichkeit einer tuberkulösen Erkrankung geben die *Tuberkulosemasken*. Das sind Krankheitszustände mit meist allgemeinen, verschwommenen Symptomen, die den weniger Erfahrenen leicht auf einen falschen Weg lenken. Hierzu gehört als erstes die „Grippe" und der „verschleppte Bronchialkatarrh". Dann folgen die verschiedenen Formen des Muskel- und Gelenkrheumatismus, ferner Herzbeschwerden, Magen- und Darmstörungen, chronische Appendicitis, wiederholte Fieberschübe, Blutarmut, nervöse Erscheinungen und Erschöpfungszustände. Ihre wechselnden Zeichen verdecken das Bild der Tuberkulose und erschweren dadurch ihre Erkennung. *Bei unklaren Krankheiten an Tuberkulose denken, heißt oft schon die richtige Diagnose stellen!* Damit kommen wir auf das Gebiet der *Differentialdiagnostik.* Außer den bereits aufgeführten Krankheitsbildern sind folgende Krankheiten zu nennen, die klinisch oder röntgenologisch an Lungentuberkulose erinnern:

Pneumonien und Bronchopneumonien mit Folgezuständen.

Pleuritis (sicca, exsudativa oder purulenta) bei nichttuberkulösen Erkrankungen (Sepsis, Typhus u. a.).

Bronchitis, Emphysem, Asthma.

Bronchiektasen, angeboren oder erworben.

Lungenabscesse, -gangrän.

Flüchtige Infiltrate (Parallergie, Ascaridiasis u. a.).

Atelektasen (partieller oder massiver Lungenkollaps).

Lungeninfarkte.

Staublungenkrankheiten (Silikosen, Asbestosen, Aluminosen u. a.).

Pilzkrankheiten (Aktinomykose, Aspergillose).

Geschwulstbildungen im Thoraxraum (maligne: Carcinom, Sarkom u. a. und deren Metastasen; Lymphogranulomatose; benigne: Dermoidcysten, Struma retrosternalis u. a.).

Großzellige Hyperplasien (BOECKsches Sarkoid u. a.).

Lungenlues.

Lungencysten (Cystenlunge, Wabenlunge; parasitär: Echinococcus).

Herz- und Kreislaufkrankheiten (Herzfehler mit Stauung; Perikarditis u.a.).

Erkrankungen des knöchernen Brustkorbes (Wirbelabscesse, Rippencaries, Tumoren, abgeheilte Frakturen u. a.).

Wenn auch Vorgeschichte, Verlauf und fehlender Bacillennachweis gewöhnlich schon erkennen lassen, daß eine unspezifische Erkrankung vorliegt, bestehen doch manchmal längere Zeit Zweifel, ehe man sich auf Grund klinischer Beobachtung und größerer Erfahrung für oder gegen eine Tuberkulose entscheiden kann.

Veränderungen an den inneren Organen werden auf reflektorischen Wegen oft auf die Haut projiziert und fallen hier als Bezirke besonderer Empfindlichkeit auf. Erst in neuerer Zeit sind die HEADschen *Zonen*, die MACKENZIEschen *Druckpunkte* und verwandte Reflexe auch bei Lungen- und Pleuraerkrankungen wieder stärker beachtet und als wichtige diagnostische Zeichen auch für die beginnende Tuberkulose herausgestellt worden. Hyperästhesien im Ausbreitungsgebiet von C 3—C 4 und D 3—D 9, Schmerzen in der Schulter und oberhalb des Nabels, Brennen unter dem Brustbein, Druckpunkte am oberen Rand des Trapezius und zwischen dem sternalen und clavicularen Ansatz des Kopfnickers, Muskelhärten, Schonatmen, einseitige Erweiterung der Lidspalten und Pupillen, Dermographismus und andere Reflexe und Algesien fordern in diesem Sinne als Frühsymptome unsere Beachtung.

Für das frühzeitige Erkennen der Tuberkulose ist noch ein Wort zu sagen über die Krankheiten, die als *Schrittmacher* der Tuberkulose gewertet werden. Im Vordergrund steht dabei der Diabetes, der häufig einer Tuberkulose den Boden bereitet. Jeder Zuckerkranke ist deshalb auf Tuberkulose zu untersuchen, und auch im Verlauf seiner sich lange hinziehenden Behandlung immer wieder einmal vor den Röntgenschirm zu stellen, damit die Entwicklung einer Tuberkulose nicht übersehen wird. Hierher gehören auch die Staublungenerkrankungen, vor allem die Silikose, mit deren Fortschreiten die Tuberkulose häufig nachrückt (Abb. 18). Solche Verbundenheit (Syntropie) vereint die Tuberkulose auch mit manchen Infektionskrankheiten, vor allem den Masern. Ebenso geht Typhus nach heutigen Beobachtungen vielfach einer Tuberkulose voraus. Auch eine Schwangerschaft kann die Entstehung einer Tuberkulose begünstigen. Ein eigentliches Ausschließungsverhältnis (Dystropie) zwischen Tuberkulose und anderen Erkrankungen gibt es nicht. Doch stehen akute Lobärpneumonien, Asthma, Herz- und Gefäßkrankheiten (vor allem Mitralfehler und Hochdruck), unspezifische Nierenleiden, septische Prozesse (schwere Anginen, ausgedehnte Furunkulosen, Puerperalsepsis, eitrige Appendicitis u. a.), Infektionskrankheiten (Scharlach, Diphtherie u. a.) und Steinleiden aller Art in einer so deutlichen Dystropie zur aktiven Tuberkulose, daß es einer gegenseitigen Ausschließung nahekommt. Wer auf solche Zusammenhänge zu achten pflegt, wird bei differentialdiagnostischen Erwägungen nicht so leicht fehlgehen.

Weiterhin haben als Wegbereiter der Tuberkulose alle *Umwelteinflüsse* zu gelten, die die angeborene und erworbene individuelle Abwehrkraft herabsetzen und dadurch die Disposition zur Erkrankung an Tuberkulose erhöhen. Körperliche Erschöpfung durch unzureichende Ernährung, mangelhafte Unterbringung, ungewohnte Witterung, berufliche Schädigungen, unzweckmäßige Lebensweise und vor allem das Darniederliegen der seelischen Widerstandskraft durch Kummer und Sorgen müssen den Arzt stets veranlassen, bei der Untersuchung sein Augenmerk auch auf eine beginnende Tuberkulose zu richten.

Von den überstandenen Krankheiten ist die *exsudative Pleuritis* vor allem zu nennen. Sie ist so gut wie immer als eine besondere Form der Tuberkulose anzusehen, falls sie sich nicht eindeutig auf eine unspezifische Erkrankung, wie Pneumonie, Sepsis, Tumor oder auf ein Trauma zurückführen läßt. Angaben über vorausgegangene Rippenfellentzündungen sind daher für den Arzt immer Anlaß, eine Untersuchung der Lungen auf Tuberkulose vorzunehmen und auch bei negativem Befund den Kranken weiterhin zu beobachten. Die Lungentuberkulose folgt, überwiegend bei Jugendlichen, einer Pleuritis häufig nach Ablauf von etwa 3—8 Jahren nach. Das Krankheitsbild der trockenen Pleuritis ist gegenüber unspezifischen und neuralgischen Beschwerden nicht so scharf umrissen, daß es die gleiche Bedeutung beanspruchen kann wie die Pleuritis exsudativa, sollte aber auch stets zur Untersuchung auf Tuberkulose mahnen.

Auch *extrapulmonale Tuberkulosen* in der Vorgeschichte können den Verdacht auf eine spezifische Lungenerkrankung nahelegen. Analfisteln, periproktitische Abscesse, chronische Mittelohreiterungen, Lymphknotenschwellungen (vorwiegend am Hals), Haut- und Schleimhautausschläge (vor allem Lupus, Erythema nodosum und Phlyktäne) müssen ebenso wie jede Knochen-, Haut-, Urogenital- und Augentuberkulose daran denken lassen, daß auch die Lungen beteiligt sein können. Die Erfahrung lehrt allerdings, daß gegenüber einer aktiven extrapulmonalen Tuberkulose der Lungenbefund gewöhnlich zurücktritt. Doch werden auch beim Lupus, bei tuberkulösen Knochen-, Nierenerkrankungen usw. gelegentlich aktive offene Lungentuberkulosen beobachtet, deren torpider Verlauf meist kaum Erscheinungen macht.

Diese allgemeinen Überlegungen können für das Erkennen und Erfassen der Lungentuberkulose wegweisend sein. Sie werden ergänzt durch die einzelnen Untersuchungsverfahren, die eine exakte Feststellung der Tuberkulose ermöglichen. Es sind dies: die physikalischen Methoden der *Auskultation und Perkussion*, die *Auswurfuntersuchung*, die *Tuberkulinprüfung*, das *Röntgenverfahren* und die *Blutuntersuchung*.

Die *allgemeine Untersuchung* wird allen Veränderungen im Gesamtbefinden des Tuberkuloseverdächtigen nachgehen und dabei besonders auf die *Körperwärme* und das *Körpergewicht* achten. Die beginnende Tuberkulose hat keine charakteristische Fieberkurve. Sie verläuft häufig ohne Steigerung der Temperatur, hat aber vielfach leicht erhöhte Werte, die erst bei fortlaufender Messung deutlich werden. Beim Gesunden geht die Körperwärme bei Mundmessung im allgemeinen nicht über 37^0 hinaus. Absinken des harmonischen Gewichts ohne ersichtlichen Grund steht nicht selten mit den toxischen Auswirkungen der Tuberkulose auf den Stoffwechsel in Zusammenhang und verlangt in jedem Fall eine Untersuchung der Lungen. Regelmäßige monatliche Gewichtskontrollen bei tuberkulosegefährdeten Personen, z. B. in Krankenanstalten, können mit der Feststellung einer auffälligen Gewichtsabnahme einen ersten Hinweis auf eine entstehende Tuberkulose geben.

Perkussion und Auskultation sind durch die Entwicklung der Röntgendiagnostik immer mehr in den Hintergrund gedrängt worden — mit Recht und mit Unrecht! In der Praxis kann man, gerade unter den Einschränkungen der Gegenwart, wegen ihrer Einfachheit nicht auf sie verzichten. Abgesehen davon, daß ein eingehendes Beklopfen und Abhorchen ebenso wie ein sorgfältiges Erheben der Vorgeschichte leichter den unentbehrlichen persönlichen Kontakt zwischen Kranken und Arzt schafft als alle Laboratoriumsuntersuchungen, helfen diese bewährten physikalischen Methoden immer noch eine erhebliche Anzahl von Erkrankungen der Atmungsorgane herausfinden. Man darf von ihnen nur nicht mehr verlangen, als sie zu leisten vermögen! So muß ein Herd in der Tiefe des Lungengewebes immer schon eine gewisse Entwicklung erreicht haben, ehe er physikalisch wahrzunehmen ist. Unterschiede beim Beklopfen des Brustkorbes von leichter Verkürzung des Schalles bis zu satter Dämpfung deuten auf Verdichtungsvorgänge im Lungengewebe oder auf Ergußbildung und Verschwartung im Bereich der Pleura hin. Stand und Beweglichkeit des Zwerchfells lassen sich perkussorisch (nicht perkutorisch!) leicht feststellen. Zurückbleiben einer Seite bei der Atmung ist als Folge stärkerer Schrumpfung zu beachten. Bei der Auskultation kommt man von der überfeinerten Ausdeutung der oft recht problematischen akustischen Phänomene mehr und mehr ab, seitdem man weiß, daß auch größere Kavernen stumm sein können. Bronchiales Atemgeräusch spricht für Einengung des Lungengewebes durch entzündliche und andere Vorgänge. Amphorisches Atmen entsteht erst über größeren Hohlräumen. Rasselgeräusche als Ausdruck katarrhalischer Vorgänge haben um so mehr Bedeutung, wenn sie feucht und klingend sind und auch nach Anhusten nicht verschwinden. Besonders wichtig ist das charakteristische Quietschen und Knarren, das auf Gewebszerfall und Kavernenbildung hinweist und kaum mit dem allgemeinen Giemen bei Bronchitis zu verwechseln ist. Damit sind schon die wesentlichen Zeichen genannt, die bei der physikalischen Tuberkulosediagnostik von Bedeutung sind. Ihre zahlreichen Abwandlungen entstehen erst, wenn die Tuberkulose fortschreitet. Sie sind wohl für die Klinik von gewissem Wert, kommen aber für das rechtzeitige Erkennen und Erfassen der Tuberkulose meist zu spät. Für die entscheidende Beurteilung, ob eine Lungentuberkulose vorliegt oder nicht, reicht die physikalische Untersuchung nicht aus. *Ohne Röntgenuntersuchung darf ein ärztliches Zeugnis, daß der Untersuchte lungengesund ist, nicht abgegeben werden!*

Der *Auswurf* bei Tuberkulösen ist nach Menge und Beschaffenheit außerordentlich wechselnd und von der Art und dem Stadium der Erkrankung, sowie von einer Beteiligung der Bronchien und des Kehlkopfes abhängig. Das eigentliche tuberkulöse Sputum kommt durch den *Husten* in graugelblichen eitrigen Klümpchen und Ballen heraus, die sich mehr oder weniger mit dem zähen gelblich-grünen Bronchialsekret, dem weißlich-glasigen Luftröhren- und Rachenschleim und dem wäßrigschaumigen Speichel vermischen. Die makroskopische Beurteilung der 24-Stunden-Menge des Auswurfs kann den Verdacht auf eine Tuberkulose bestärken; weit entscheidender ist aber die mikroskopische Untersuchung.

Der Nachweis von Tuberkelbacillen sichert am eindeutigsten die Diagnose einer Tuberkulose! Seitdem ROBERT KOCH den Erreger der Tuberkulose entdeckte, sind die Bemühungen, das Auffinden von Tuberkelbacillen zu verbessern und zu beschleunigen, nicht zur Ruhe gekommen. Dabei haben die färberischen Methoden die kulturellen Verfahren mehr und mehr zurückgedrängt. Das für den praktischen Gebrauch bewährte Vorgehen soll hier kurz aufgeführt werden.

Zur *Auswurfuntersuchung* wird das Sputum in einem sauber ausgekochten Glas- oder Porzellangefäß aufgefangen. Mit einer ausgeglühten Platinöse holt man aus den Eiterballen, die zur besseren Übersicht zweckmäßig in einer Petrischale oder auf einem Untersuchungsteller mit schwarzem Untergrund ausgebreitet werden, einige kleine Proben heraus. Sie werden auf einem ungebrauchten, entfetteten Objektträger mit der Öse oder mit einem zweiten Objektträger zu einer dünnen Schicht gleichmäßig verteilt, an der Luft getrocknet, mehrmals durch eine Flamme gezogen und dann gefärbt. Am meisten gebräuchlich ist das *Färbeverfahren nach* ZIEHL-NEELSEN. Das Präparat wird auf eine Färbebrücke gelegt und mit Carbolfuchsin übergossen. Dann wird die Farbe durch eine darunter gehaltene Flamme bis zum Aufdampfen erhitzt. Der Farbüberschuß wird mit Aqua dest. abgespült. Der Objektträger kommt in ein Gefäß mit Salzsäure-Alkohol (auch 3%ige Schwefelsäure oder 10%ige Salpetersäure), bis das Präparat entfärbt ist. Nach erneutem Abspülen mit Aqua dest. wird das Präparat $^1/_2$ Min. mit verdünntem alkalischen Methylenblau nachgefärbt. Das Präparat wird abgespült, an der Luft getrocknet und mit der Ölimmersion mikroskopisch untersucht. Sind in dem Präparat Tuberkelbacillen enthalten, treten sie als rote Stäbchen zwischen den blau gefärbten Zellen, Schleimfäden und Mischbakterien hervor, da sie infolge ihrer Säurefestigkeit das eingebrannte Carbolfuchsin nicht an den Salzsäure-Alkohol abgegeben haben. Zur Gegenfärbung kann statt des Methylenblaus auch Malachitgrün, Pikrinsäure u. a. genommen werden.

Carbolfuchsin: Fuchsin 1,0 in Alc. absol. 10,0 lösen, Acid. carbol. liquef. 5,0 hinzufügen, mit Aqua dest. ad 100,0 auffüllen. — *Salzsäure-Alkohol:* Acid. hydrochlor. concentr. 5,0, Alkohol 70% ad 100,0. — *Methylenblau:* 1 Teil gesättigte alkoholische Methylenblaulösung (Stammlösung) auf 4 Teile Aqua dest. — *Malachitgrün:* 1 Teil Malachitgrün auf 2 Teile Aqua dest. — *Pikrinsäure:* Wäßrige konzentrierte Pikrinsäure 30,0, Alc. absol. 70,0.

Die Menge der mikroskopisch nachgewiesenen Tuberkelbacillen wird entweder geschätzt (vereinzelt — mäßig viel — viel — massenhaft) oder nach der *Skala von* GAFFKY eingeteilt:

Gaffky 1: 1—4 Bacillen im ganzen Präparat
Gaffky 2: 1 Bacillus in mehreren Gesichtsfeldern
Gaffky 3: 1 Bacillus
Gaffky 4: 2—3 Bacillen
Gaffky 5: 4—6 Bacillen
Gaffky 6: 7—12 Bacillen   durchschnittlich
Gaffky 7: ziemlich viele Bacillen   in jedem Gesichtsfeld.
Gaffky 8: zahlreiche Bacillen
Gaffky 9: sehr zahlreiche Bacillen
Gaffky 10: enorme Bacillenmengen

Neben den Tuberkelbacillen gibt das Vorhandensein von *elastischen Fasern* und Alveolarepithelien im Auswurf einen Anhalt für Gewebszerfall in den Lungen. Durch die Fortschritte im Bacillennachweis und in der Röntgentechnik (Schichtaufnahmen) ist man von dem Suchen nach elastischen Fasern immer mehr abgekommen.

Bei erheblichen Zerstörungen werden die schlingen- und büschelförmigen Fasern schon durch Druck auf das Deckglas im Frischpräparat bei schwacher Vergrößerung sichtbar. Deutlicher treten sie nach Kochen mit gleichen Teilen 10%iger Kali- oder Natronlauge und anschließendem Zentrifugieren in dem ausgestrichenen Bodensatz als stark lichtbrechende Fäden hervor. Finden sich im Auswurf elastische Fasern ohne Tuberkelbacillen, kann man die Lungentuberkulose als Ursache für den Einschmelzungsvorgang ziemlich sicher ausschließen. Das hat differentialdiagnostisch Bedeutung zur Abgrenzung bei Lungenabscessen u. a.

Die Untersuchung des einfach gefärbten Ausstrichs hat sich bei geringem Bacillengehalt im Auswurf, Pleurapunktat, Harn u. a. oft als nicht ausreichend erwiesen. Sie muß daher ergänzt werden durch das sog. *Anreicherungsverfahren.* Hierbei wird das Untersuchungsmaterial in einem Glasgefäß mit etwa der doppelten Menge 15—25%igem *Antiformin* versetzt und gut geschüttelt. Nach einigen Stunden wird das homogenisierte Gemisch zentrifugiert und die überstehende Flüssigkeit abgegossen. Nach Auffüllung des Röhrchens mit Aqua dest. nochmaliges Zentrifugieren. Das Sediment wird auf einen ungebrauchten, entfetteten Objektträger gebracht, luftgetrocknet und nach ZIEHL-NEELSEN gefärbt. Wenn das Sediment nicht haftet, wird der Objektträger zuvor leicht bestrichen mit Eiweißglycerin (Filtrat von geschlagenem Hühnereiweiß zu gleichen Teilen mit Glycerin gemischt). Man kann die Homogenisierung des Auswurfs beschleunigen, wenn man das Antiformin-Sputum-Gemisch bis zur Auflösung in einen Brutschrank stellt und dann zentrifugiert. Durch Anwendung der wassergekühlten Ecco-Ultima-Zentrifuge, die statt der bisher 3000 Umdrehungen 10000 in der Minute leistet, kann eine wesentlich höhere Ausbeute an positiven Ergebnissen erreicht werden, besonders bei Eiter und Punktaten.

Antiformin, von UHLENHUT 1908 zunächst als bakterienvernichtendes Desinfektionsmittel angegeben, löst Schleim und alle organischen Bestandteile des Auswurfs auf, greift aber die säurefesten Tuberkelbacillen nicht an. Es ist ein Gemisch von Natronlauge und unterchlorigsaurem Natrium, dessen nähere Zusammensetzung von dem Alleinhersteller (Oskar Kühn, Berlin C2, Große Frankfurter Str. 86) nicht bekanntgegeben wurde. Als Ersatz können folgende Lösungen verwendet werden: 1. 215 g Chlorkalk, 285 g Soda, 2 Liter Wasser. 2. Man löst 100 g krystallisierte Soda in 250 g Aqua dest., füllt 25 g Chlorkalk zu, mischt und filtriert. Das Filtrat wird mit 250 ccm etwa 15%iger Natronlauge versetzt. In letzter Zeit wird das *Lyosin* (Dr. Brunnengräber, Lübeck, Beckergrube 40) zur Anreicherung von Tuberkelbacillen empfohlen.

Viele Tuberkulöse, namentlich Frauen und Mädchen, haben kaum Auswurf oder behaupten wenigstens, keinen zu haben (Dissimulation). Wenn bei Verdacht auf offene Tuberkulose nur wenig oder gar kein

Sputum abgegeben wird, bleibt nichts anderes übrig, als den Auswurf herauszuholen. Hierfür haben sich Kehlkopfabstrich und Magenaushebung immer wieder bewährt.

Für den *Kehlkopfabstrich* wird ein gebogener Watteträger, wie man sie sich zweckmäßig sterilisiert, in einem Tuch eingeschlagen, vorrätig hält, unter Leitung des Kehlkopfspiegels bis auf die Stimmbänder eingeführt, deren Berühren sofort Hustenreiz auslöst. Dabei werden Schleimflocken aus der Trachea gegen den Pinsel geschleudert. Man wischt den feuchten Wattebausch auf einem Objektträger aus, zieht das getrocknete Präparat mehrmals durch die Flamme und färbt nach ZIEHL-NEELSEN. Auch kann man die Watte ablösen und weiter mit Antiforminverfahren, Tierversuch oder Kultur untersuchen. Kehlkopfabstriche lassen sich in der Sprechstunde des Arztes anfertigen. Sie haben aber nur dann Wert, wenn sie frühmorgens vor dem Abhusten, vor dem Zähneputzen und vor dem Frühstück vorgenommen werden. Versager sind vielfach darauf zurückzuführen, daß kein richtiger Kehlkopfabstrich, sondern lediglich ein Abwischen der hinteren Rachenwand erfolgte. Sollte beim Berühren der Stimmbänder einmal ein Glottiskrampf entstehen, so daß der Patient vorübergehend keine Luft bekommt, genügt es, ihm die Nase mit der Hand fest zu verschließen und ihn aufzufordern, tief durch den Mund zu atmen. Der Krampf löst sich schnell und die Atmung wird wieder frei.

Wenn wiederholte Kehlkopfabstriche keine Bacillen ergeben, aber weiterhin Verdacht auf Bacillenausscheidung besteht, folgt die Untersuchung des *ausgeheberten Mageninhaltes*. Man läßt den Kranken morgens nüchtern ein halbes Glas Wasser oder Tee trinken und führt einen Magenschlauch ein. Durch leichtes Hin- und Herbewegen in der Speiseröhre entsteht Würgreiz, der den Mageninhalt durch den Schlauch in ein bereitgehaltenes Gefäß befördert. In dem wäßrigen, meist leicht gallig gefärbten Mageninhalt finden sich fast stets mehr oder weniger reichlich Schleimballen, die während der Nacht verschluckt wurden. In diesem Schleim, der nach Antiforminvorbehandlung untersucht wird, sind nicht selten bei Erwachsenen und bei Kindern Tuberkelbacillen enthalten. Die Ergebnisse des Bacillennachweises im Mageninhalt können durch Kultur oder Tierversuch noch verbessert werden.

Kehlkopfabstrich und Magenaushebung haben die früher viel geübte Untersuchung des *Stuhls* auf verschlucktes tuberkelbacillenhaltiges Sputum fast ganz entbehrlich gemacht. Doch ist dieses Verfahren gelegentlich noch angezeigt, namentlich bei kleinen Kindern. Wegen der Beimengung von zahlreichen schwer aufzulösenden Bestandteilen und anderen Stoffen (Cellulose, Neutralfette, Fettseifen u. a.) gestaltet sich der Nachweis von Tuberkelbacillen im Stuhl im allgemeinen etwas schwieriger als im Auswurf.

Man verdünnt ein etwa bohnengroßes Stück Kot mit 20 ccm Wasser und zentrifugiert. Das oberste (bacillenhaltige!) Drittel der Flüssigkeit wird abgegossen und nach Versetzen mit 2 Teilen 96%igem Alkohol (oder 25%igem Antiformin) erneut zentrifugiert. Das Sediment wird auf einen Objektträger gebracht und nach ZIEHL-NEELSEN gefärbt. Kommt man damit nicht weiter, empfiehlt sich das von WOLF und NARMONT angegebene Verfahren. Etwa 20—30 ccm Stuhl werden in steriler Porzellanschale mit 30 ccm Wasser gut durchgerührt und bleiben 20 Min. stehen. Etwa 10—20 ccm der oberen Schicht werden durch mehrfache Gazelagen. in eine sterile weithalsige Flasche von etwa 200 ccm Inhalt gegossen. Dann das gleiche Volumen Original-Antiformin zusetzen, gut mischen und 6 Stunden bei 20—25° C stehen lassen. Während der ersten Stunde ist das Gemisch abermals umzuschütteln. Zentrifugieren, das Sediment in 10 ccm Wasser auswaschen und nochmals 5 Min. zentrifugieren. Zusatz von 15 Tropfen 3%iger Salzsäure, gut mischen, 10 ccm Alkohol absol. hinzufügen und 5 Min. zentrifugieren. Nach Abgießen der Salzsäure-Alkohol-Mischung wird das Sediment mit 3—4 Tropfen Normalnatronlauge versetzt und durchgemischt. Nochmals 10 ccm Wasser zufügen und zentrifugieren. Sediment ausstreichen, fixieren, nach ZIEHL-NEELSEN färben.

Für die schwierige Diagnostik einer *Darmtuberkulose*, die so häufig die Lungentuberkulose begleitet, wird immer wieder die Reaktion nach TRIBOULET (1909) herangezogen, obwohl ihr Wert sehr zweifelhaft ist, da sie auf dem einfachen Nachweis einer Eiweißausscheidung im Stuhl beruht und die Frage der Spezifität offen läßt. Ausführung: Ein walnußgroßes Stück Kot wird mit destill.ertem Wasser verrührt und filtriert. Je 3 ccm des Filtrats werden in 2 Reagenzröhrchen mit Wasser auf 15 ccm aufgefüllt. In das eine Röhrchen gibt man 20 Tropfen TRIBOULETsches Reagens; das andere Röhrchen dient als Kontrolle. Bei positivem Ausfall bildet sich eine braune Ausflockung unterhalb einer klaren Flüssigkeit, während die Kontrolle eine unverändert trübe Emulsion zeigt. Setzt sich der Niederschlag schon nach 5 Stunden ab, wird der Ausfall als stark positiv, ein Niederschlag nach 15 Stunden als schwach positiv bezeichnet. — Reagens: Sublimat 3,5, Acid. acet. 1,0, Aqua dest. ad 100,0.

Als neueste Verbesserung des färberischen Nachweises von Tuberkelbacillen ist noch die *Fluorescenzmikroskopie* anzuführen. Ihr Prinzip beruht darauf, daß Körper, die mit fluorescierenden Farbstoffen gefärbt sind (sekundäre Fluorescenz), beim Anstrahlen mit kurzwelligem Licht aufleuchten und dann selber Licht von größerer Wellenlänge aussenden (primäre Fluorescenz). Da leuchtende Bacillen auffallender und größer wirken als solche, die sich nur durch einfachen Kontrast abheben, läßt sich durch die Fluorescenz mit schwächerem Objektiv auch ohne Ölimmersion ein größeres Gesichtsfeld übersehen, und damit wird das Suchen erleichtert. Die Fluorescenzmikroskopie wurde im Jahre 1937 von HAGEMANN in die Bakteriologie eingeführt und sehr bald auch für den Nachweis von Tuberkelbacillen brauchbar gemacht. Verwendet wird hierzu die größere ortsfeste ZEISS-Apparatur oder das transportable kleinere Zusatzgerät von REICHERT. Im Mikroskop erkennt man die mit Auramin gefärbten Tuberkelbacillen bei Anstrahlung mit ultraviolettem Licht als goldgelb fluorescierende Stäbchen auf dunklem Untergrund. Vergleichende Untersuchungen mit den bisher gebräuchlichen Methoden haben ergeben, daß die Fluorescenzmikroskopie, namentlich wenn man das Material zuvor mit Antiformin behandelt hat, ihnen an Mehrausbeute und Zeitersparnis überlegen ist und die Notwendigkeit, Kulturverfahren und Tierversuch zur Klärung heranzuziehen, wesentlich einengt. Wenn sich diese Methode in Kliniken und Heilstätten noch nicht allgemein durchgesetzt hat, so liegt das an einigen äußeren Gründen. Das Fluorescenzmikroskopieren muß in einem weitgehend verdunkelten Raum erfolgen, und diese Abweichung von der üblichen Arbeitsweise bei der laufenden Sputumuntersuchung wird nicht von allen Untersuchern gerne hingenommen. Außerdem können die aus dem Lichtbogen sich entwickelnden Nitrosegase lästig werden, falls nicht für ausreichende Lüftung gesorgt ist.

Färbeverfahren nach HERRMANN. 1. Hitzefixieren der Präparate. 2. Übergießen mit Auramin und Erhitzen bis zum Aufkochen. 3. 5 Min. einwirken lassen. 4. Abspülen in fließendem Wasser. 5. Differenzieren in 70% Brennspiritus mit 3% Salzsäure, bis das Präparat farblos ist. Dauer zwischen 15 und 20 Sek. 6. Abspülen in fließendem Wasser. 7. Eintauchen genau 5 Sek. lang in Kaliumpermanganatlösung 1:1000. Die Lösung bleibt auch nach Braunfärbung 1 Woche lang brauchbar. 8. Abspülen in fließendem Wasser. 9. Eintauchen 1 Sek. in LÖFFLERs alkalisches Methylenblau. 10. Abspülen und Trocknen zwischen Fließpapier.

Herstellung der Auraminlösung: In einen Literkolben 1 g Auraminpulver geben. Zunächst nur etwa 100 ccm Aqua dest. zugießen und kräftig schütteln, um Klumpenbildung zu verhindern. Auffüllen mit Aqua dest. auf 1000 ccm. Das Auramin löst sich in wenigen Minuten auf. Nach völliger Lösung 50 ccm Phenolum liquefactum zusetzen und sofort kräftig schütteln. Es tritt eine starke Trübung auf; die Farblösung ist trotzdem sofort verwendbar. Nach einigen Stunden beginnt sich ein geringer rötlichgelber Bodensatz zu bilden, die gelbe Farblösung wird allmählich fast klar. Sie ist, im Dunkeln aufbewahrt, anscheinend unbegrenzt haltbar.

Wenn das Suchen nach Tuberkelbacillen trotz klinischen Verdachts auf eine Tuberkulose ohne Ergebnis bleibt, geht man dazu über, die vermuteten spärlichen Bacillen durch *Züchtung* sichtbar zu machen. Das Antiforminverfahren ist keine eigentliche Anreicherung, sondern mehr eine Einengung der vorhandenen Erreger. Eine Vermehrung kann aber mit der Kultur oder durch den Tierversuch erreicht werden.

Bei dem *Kulturverfahren nach* HOHN, das sich seit 1926 immer mehr eingeführt hat, werden Auswurf, Punktate, Harn u. a. durch Vorbehandlung mit 6—10%iger Schwefelsäure von den Begleitbakterien befreit, während die säurefesten Tuberkelbacillen nicht angegriffen werden. Das homogenisierte Gemisch wird zentrifugiert und das Sediment auf Glycerinbouillon-Eiernährböden aufgestrichen, die in den Brutschrank gestellt werden. Durchschnittlich nach 3—4 Wochen zeigen sich bei Anwesenheit von Tuberkelbacillen die ersten feinen Kolonien, die sich dann zu einem dichten Bacillenrasen auswachsen. Das Kulturverfahren hat sich durch Ersparung von Zeit, Arbeit und Unkosten so bewährt, daß der Tierversuch weitgehend entbehrlich wurde und sich immer mehr auf Untersuchungsmaterial mit ganz besonders geringem Bacillengehalt beschränkt.

Über die *Herstellung des Einährbodens*, der immer weiter verbessert wurde (gegenwärtig Substrat 4), gibt HOHN folgende Vorschrift:

1. Herstellung der Kartoffelemulsion.

a) In 1-Liter-Kolben kommen: 450 ccm Aqua dest., 20 g Kartoffelmehl, 3 eigroße, feingeschnittene Kartoffeln. Wasserstand am Kolben markieren. Zuerst den Kolben 10 Min. lang unter ständigem Rühren mit einem Holzlöffel im kochenden Wasserbad halten. Dann 1 Stunde weiterkochen unter zeitweiligem Umrühren.

b) Auffüllen des verkochten Wassers bis zur Marke.

c) Die Kartoffelmasse mit vielen kleinen weichen Stückchen wird durch ein feines Durchschlagsieb mit einem Pistill in einen großen Mörser gedrückt und diese Prozedur wiederholt.

d) 450 ccm der dickflüssigen Masse werden abgemessen und in einen 1-Liter-Kolben gefüllt.

e) Zusatz von 50 ccm der unter 2. beschriebenen, etwas modifizierten LOCKE-MANN-Lösung.

f) Zugabe von 80 ccm Glycerin.

g) Abkühlen auf 20⁰.

h) Abfüllen zu 50 ccm mit einer Bauchpipette in 300-Kölbchen.

i) Sterilisieren der Kölbchen 2mal 35 Min. bei 100⁰.

k) Aufheben der Kölbchen im Kälteschrank.

Auf diese Weise erhält man 11 Kölbchen Grundgemisch. Es werden 300-Kölbchen verwendet, weil sich darin die Herstellung des Substrats 4 später bequem durchführen läßt.

2. Herstellung der modifizierten LOCKEMANN-Lösung.

In 45 ccm heißer Aqua dest. werden genau in der angegebenen Reihenfolge gelöst (die nachfolgende Substanz wird zugegeben, wenn die vorhergehende völlig gelöst ist):

a) Asparagin ($C_4H_8O_3N_2$, H_2O) . . . . 3,0 g

b) Alanin ($C_3H_7O_2N$) . . . . 2,0 ,,

c) Mononatriumphosphat (NaH_2PO_4, H_2O) . . . . 1,5 ,,

d) Monokaliumphosphat (KH_2PO_4) . . . . 2,0 ,,

e) Natriumcitrat ($Na_3C_6H_5O_7$, $5^1/_2 H_2O$) . . . . 1,25 ,,

f) Magnesiumsulfat ($MgSO_4$, $7 H_2O$) . . . . 1,25 ,,
(In 5 ccm Aqua dest. werden 1,25 g $MgSO_4$ über der Flamme gelöst und dann der übrigen Flüssigkeit zugesetzt.)

g) Ferriammonsulfat ($FeNH_4(SO_4)$, $12 H_2O$) . . . . 5 mg
(250 mg werden in 5 ccm Aqua dest. unter Kochen gelöst und davon 0,1 ccm mit der Pipette zugesetzt. Die Lösung trübt sich leicht, klärt sich aber völlig nach kurzem Aufkochen.)

3. Herstellung des Einährbodens (Substrat 4).

a) Ein Kölbchen mit verkleistertem Grundsubstrat wird kräftig geschüttelt und dann in kochendes Wasser gestellt, wo es nach 10 Min. unter weiterem Schütteln wieder verflüssigt wird. Abkühlen auf 50⁰.

b) Unterdessen wird der Inhalt von 4 Eiern nach der üblichen Reinigung der Schalen mit Alkohol in ein steriles Pulverglas (300 ccm Inhalt) mit Glasperlen entleert und geschüttelt.

c) Die Menge von 165 ccm wird in sterilem Zylinder abgemessen und in das entleerte Schüttelglas zurückgegossen. Dazu kommt der Dotter eines Eies; es wird nochmals kurz geschüttelt.

d) Die Eimenge (jetzt 180—185 ccm) wird der flüssigen, abgekühlten Kartoffelemulsion in dem 300-Kölbchen zugesetzt.

Zusatz: Zur Vermeidung später von koaguliertem Schaum im unteren Teil der Eiröhrchen läßt man die gesamte Eimenge durch ein ausgeglühtes, feines Drahtsieb über einem sterilen Trichter zur Kartoffelemulsion laufen.

e) Zusatz von 5 ccm einer 0,75% wäßrigen Malachitgrünlösung (Standard Leverkusen). Gut durchmischen.

f) Abfüllen des fertigen Nährsubstrates zu etwa 6 ccm in Reagenzgläser. Diese kommen zur Verhütung von Lochbildung später beim Koagulieren für 40 Min. in den Kälteschrank.

g) Das Koagulieren erfolgt in bekannter Weise (Schräglagerung der Reagenzgläser im Wärmeschrank, der für $^1/_4$ Stunde auf 84—87° gehalten wird).

h) Zufügen von etwa 0,8 ccm natursaurer Bouillon je Röhrchen als Kondenswasser. Die fertigen Röhrchen werden mit ceresingetränkten Zellstoffstopfen (nach REINER MÜLLER) oder mit der KAPSENBERG-Kappe verschlossen.

Eine solche Eicharge von etwa 240 ccm für 38—40 Röhrchen enthält 3,1% Glycerin und Malachitgrün 1:6400.

Über die *Vorbereitung des tuberkulösen Materials zur Kultur* schreibt HOHN:

„Bei *Sputa und Urinen* benutzen wir im Schüttelröhrchen 8,2% H_2SO_4 (Volumprozent), mag es sich dabei um viel oder wenig Begleitbakterien handeln, und lassen 20 Min. einwirken. Bei *Eiter und Exsudaten*, die an sich schon durch Abwesenheit von anderen Bakterien den Verdacht der Tuberkulose erwecken oder wo wir nach langem Suchen das eine oder andere verdächtige Stäbchen finden, verwenden wir 6% H_2SO_4, lassen aber vor dem Zentrifugieren nur 10 Min. einwirken.

Anders gehen wir bei den tuberkulösen *Lumbalpunktaten* vor. Zunächst zentrifugieren wir, gießen dann die überstehende Flüssigkeit in ein steriles Röhrchen ab und machen von dem Sediment ein Präparat, stellen an einer geringen Menge den Eiweißgehalt mit ESBACH-Reagens fest und setzen die Kolloidreaktionen mit Gold- und Silbersol an. Dann geben wir die vorher abgegossene Menge Liquor zum Sediment zurück, fällen mit wenigen Tropfen 20% Sulfosalicylsäure, um so auch die nach dem Zentrifugieren noch in der überstehenden Flüssigkeit vorhandenen Tuberkelbacillen ins Sediment zu bekommen, und fügen die gleiche Menge (etwa 5—6 ccm) 6% H_2SO_4 im Zentrifugenglas zu. Tritt dabei eine Aufhellung ein, dann wird durch vorsichtige Zugabe von einigen weiteren Tropfen 20% Sulfosalicylsäure der ursprüngliche Trübungsgrad wieder zu erreichen versucht. Wir lassen die Säure 10 Min. einwirken und zentrifugieren aus. Stehen größere Mengen von Lumbalflüssigkeit zur Verfügung, dann fällen wir die gesamte Menge mit 20% Sulfosalicylsäure aus, zentrifugieren, gießen ab und versetzen das umfangreiche Sediment mit 10 ccm 6% H_2SO_4. Wir wirbeln den Niederschlag auf und lassen die Säure 10 Min. einwirken. Das ganze Sediment benutzen wir in diesem Fall nach Ausschleudern zur Kultur.

Die Vorbereitung bei serösen *Pleurapunktaten* ist so, daß wir nach der Rückgabe der überstehenden Flüssigkeit zum Sediment sofort 6% H_2SO_4 zugeben in der Menge der vorhandenen Flüssigkeit (etwa 5—6 ccm). Dann erst werden vorsichtig bis zur Trübung einige Tropfen 20% Sulfosalicylsäure zugesetzt. Nach 10 Min. langer Einwirkung wird zentrifugiert.

Am schwierigsten ist noch die Vorbehandlung der sehr eiweißreichen serösen *Kniegelenkspunktate*. Bei diesen Punktaten gehen wir so vor, daß wir nach

Untersuchung des Sediments zu der zurückgegebenen serösen Flüssigkeit 6% H_2SO_4 in der gleichen Menge zusetzen, wobei die auftretenden Acidalbumine in Lösung bleiben. Man hat es im Anschluß daran besser in der Hand, durch tropfenweisen vorsichtigen Zusatz von 5% oder 10% oder 20% Sulfosalicylsäure den gewünschten Grad der Trübung zu erreichen, der genügt, etwa in der primär klaren Flüssigkeit vorhandene Tuberkelbacillen beim Zentrifugieren ins Sediment zu reißen. Die Sulfosalicylsäure eignet sich deshalb besonders als Fällungsmittel bei der Vorbereitung zur Tuberkelbacillenkultur, weil sie ausgesprochen sauer ist.

Ich könnte noch manches zur Vorbereitung des Materials bei der Tuberkelbacillenkultur sagen, so das Verreiben von Excisionsmaterial im sterilen Mörser mit 6% oder 8,2% H_2SO_4, die Behandlung des Urins usw. Ich will nur noch darauf hinweisen, daß eine gewisse Erfahrung dazu gehört, gerade die Methode anzuwenden, die die größte Aussicht auf Erfolg verspricht. Das Geheimnis des günstigen Ausfalles der Tuberkelbacillenkultur liegt so nicht nur in der Güte des Nährbodens, sondern ebenso in der rechten Art der Vorbehandlung des Materials. Man sollte sich dabei nicht schematisch auf ein stets gleichbleibendes Verfahren festlegen, sondern man muß beweglich bleiben und gegebenenfalls improvisieren, wozu Schwefelsäure und Sulfosalicylsäure genügend Raum bieten."

Der *Tierversuch* ist nach wie vor das letzte und sicherste Glied in der Aufeinanderfolge des Bacillennachweises bei der Tuberkulose, wenn alle anderen Verfahren die Entscheidung noch offen lassen. Für die Züchtung von Tuberkelbacillen hat sich das Meerschweinchen als besonders empfindlich erwiesen, während Kaninchen gegen den meist vorkommenden Typus humanus wesentlich resistenter sind (s. S. 6).

Das tuberkuloseverdächtige Untersuchungsmaterial wird mit 15%iger Antiforminlösung vorbehandelt, um die Begleitbakterien zu vernichten, dann zentrifugiert. Nach wiederholter Auswaschung des Bodensatzes mit steriler physiologischer Kochsalzlösung werden 0,5—1 ccm dieser Aufschwemmung einem halberwachsenen Tier eingespritzt. Wenn irgend möglich, impft man am besten gleich 2 Tiere. Bei Tuberkulose pflegt der Tod nach 8—10 Wochen zu erfolgen und die Sektion bestätigt ihre mehr oder weniger starke Ausbreitung, wobei Milz, Leber, Lungen und Lymphknoten bevorzugt befallen sind. Erkrankt das Tier nicht, wird es nach 2—3 Monaten getötet und obduziert. Bei sehr geringem Bacillengehalt zieht sich der Tierversuch oft länger hin, als für die Diagnostik erwünscht ist. Die Impfung des Untersuchungsmaterials unter die enthaarte Haut des Schenkels im Bereich der Kniefaltendrüsen bringt die Bestätigung einer Tuberkulose durch zunehmende Schwellung der regionären Lymphknoten nach etwa 3—4 Wochen. Auch die Tuberkulinprüfung (0,1 ccm Alttuberkulin 1:5) nach 3—4 Wochen läßt durch ihren positiven Ausfall schon frühzeitig eine tuberkulöse Erkrankung erkennen. Um eine Spontantuberkulose des Tieres auszuschließen, ist stets durch Obduktion klarzustellen, daß die Tuberkulose von der Impfstelle ausgegangen ist.

Der Nachweis von Tuberkelbacillen kann nur im Zusammenhang mit dem klinischen und röntgenologischen Befund entscheidend bewertet werden. Das gilt vor allem dann, wenn *im Auswurf nur einmal vereinzelte säurefeste Stäbchen* gefunden wurden und das Röntgenbild keine einschmelzenden Tuberkuloseherde erkennen läßt. Auszuschließen ist zunächst eine Verwechslung des Sputums auf der Abteilung oder im Laboratorium. Die Abgabe von fremdem bacillenhaltigen Auswurf verhindert man am einfachsten durch die Auswurfgewinnung mit Kehlkopfabstrich und Magenausheberung. Mit allen Methoden ist weiterhin nach Tuberkelbacillen zu fahnden. Es ist auch daran zu denken, daß säurefeste Stäbchen nicht immer Tuberkelbacillen sein müssen, sondern auch unspezifisch sein können. Hier wirken Kulturverfahren und Tierversuch klärend, weil sich die übrigen Erreger nicht wie Tuberkelbacillen züchten lassen. In allen zweifelhaften Fällen sind die Lungen nochmals eingehend röntgenologisch zu überprüfen. Bleibt der Befund auch dann noch unsicher, ist längere stationäre Beobachtung mit wiederholten sorgfältigen Untersuchungen erforderlich, ehe man sich entschließt, eine offene Tuberkulose anzunehmen und die gesetzlich vorgeschriebene Meldung mit ihren schwerwiegenden Auswirkungen zu erstatten. Die Diagnose einer offenen Lungentuberkulose darf sich nicht auf ein einzelnes säurefestes Stäbchen gründen, sondern muß stets durch den eindeutigen Nachweis von Tuberkelbacillen bei entsprechendem Röntgenbefund der Lungen gestützt sein! Zuweilen verbirgt sich hinter dem positiven Bacillennachweis eine Bronchientuberkulose, die röntgenologisch nicht immer zu erkennen ist, und deren Feststellung besondere Erfahrung verlangt.

Die Untersuchung des herausgebrachten oder hervorgeholten Auswurfs ist für die Frage der *Ansteckungsfähigkeit* allein noch nicht ausschlaggebend. Damit kann man nur die praktisch wichtigste Gruppe der *bakteriologisch offenen* Tuberkulosen herausfinden. Die Tuberkulosefürsorge unterscheidet daneben aber noch eine Form der *klinisch offenen* Tuberkulose (S. 37). Das sind alle jene Formen, bei denen im Röntgenbild größere oder kleinere Aufhellungen auf Zerfallserscheinungen hindeuten, ohne daß Tuberkelbacillen im Auswurf nachgewiesen sind. Besonders seit der Anwendung des Röntgenschichtverfahrens werden immer wieder Einschmelzungsherde entdeckt, die bisher nicht erkannt wurden und die den Ausgangspunkt für Bacillenausscheidung bei scheinbar ruhenden Tuberkulosen bilden. Eine einwandfrei *geschlossene Tuberkulose* kann man danach erst dann annehmen, wenn durch wiederholte sorgfältige Auswurfuntersuchung übereinstimmend mit der Röntgenkontrolle der Nachweis erbracht ist, daß keine Tuberkelbacillen ausgeschieden werden und keine Zerfallsherde vorhanden sind. Gelegentlich entstehen Zweifel, ob auch dann von einer offenen und ansteckungsfähigen Tuberkulose gesprochen werden darf, wenn nur im Magensaft oder in der Kultur Tuberkelbacillen nachgewiesen worden sind, im gefärbten Sputumausstrich aber nicht. Nachdem Br. Lange glaubhaft gemacht hat, daß zur Infektion ein einziger Tuberkelbacillus ausreicht, kann die Entscheidung in dieser Frage nicht zweifelhaft sein, namentlich dann, wenn sich Kinder in der Umgebung des Kranken befinden. Immerhin wird man dem Grad der Ansteckungsfähigkeit Rechnung tragen müssen. So unterscheidet BRÜGGER „offene, ansteckungsfähige Tuberkulosen" von „gelegentlich offenen, praktisch wenig ansteckungsfähigen Tuberkulosen".

Anzeigepflicht nach §§ 1—4 der Verordnung zur Bekämpfung übertragbarer Krankheiten vom 1. 12. 1938: Innerhalb 24 Stunden nach erlangter Kenntnis sind dem zuständigen Gesundheitsamt anzuzeigen jede Erkrankung, jeder Verdacht einer Erkrankung und jeder Sterbefall an *a) ansteckender Lungen- und Kehlkopftuberkulose, b) Hauttuberkulose, c) Tuberkulose anderer Organe.*

Lehrer, Schüler und Schulbedienstete, die an ansteckender Tuberkulose leiden, sind durch die Vorschriften gegen die Verbreitung übertragbarer Krankheiten durch Schulen, Kinderheime und ähnliche Einrichtungen (Schulseuchenerlaß) vom 30. 4. 1942 vom Schulbesuch ausgeschlossen.

Ansteckendtuberkulösen kann die *Ausübung bestimmter Berufe* und die Tätigkeit in bestimmten Betrieben ganz oder teilweise untersagt werden. Sie dürfen nach näherer Anordnung (Reichslebensmittelgesetz in der Neufassung vom 17. 1. 1936, Reichsmilchgesetz vom 31. 7. 1930 u. a.) nicht bei der Gewinnung oder Behandlung von *Lebensmitteln* in einer Weise tätig sein, welche die Gefahr mit sich bringt, daß Krankheitserreger auf andere Personen oder auf Lebensmittel übertragen werden (§§ 12, 13 der Verordnung zur Bekämpfung übertragbarer Krankheiten vom 1. 12. 1938).

In einem *Haushalt*, in dem eine ansteckende Tuberkulose ermittelt ist, dürfen jugendliche Personen (bis zu 18 Jahren) als Arbeitnehmer nicht eingestellt werden. Das gleiche gilt für die Beschäftigung Jugendlicher in *Anstalten für Tuberkulose*, Krankenhausabteilungen für Tuberkulose, sowie bei Fachärzten für Lungenkrankheiten, Hals-, Nasen- und Ohrenkrankheiten u. a., sofern sie bei ihrer Tätigkeit der Ansteckungsgefährdung ausgesetzt sind. (Runderlaß des Reichsinnenministeriums vom 7. 11. 1938, 15. 10. 1940 und 30. 4. 1941.)

Der *Wandergewerbeschein* ist nach § 57 der Gewerbeordnung vom 21. 6. 1869 in der Fassung vom 30. 6. 1900 zu versagen, wenn der Nachsuchende mit einer abschreckenden oder ansteckenden Krankheit behaftet oder in abschreckender Weise entstellt ist.

Ist die *Absonderung eines Ansteckendtuberkulösen* in der Wohnung nicht einwandfrei durchzuführen oder werden nach der Feststellung des Gesundheitsamtes die angeordneten Schutzmaßnahmen nicht befolgt, oder besteht infolge des Verhaltens des Kranken oder Krankheitsverdächtigen die Gefahr der Verbreitung der Krankheit, so kann die Unterbringung in einem Krankenhaus oder einer anderen geeigneten Anstalt auf Vorschlag des Gesundheitsamtes durch die Ortspolizeibehörde auch gegen den Willen des Betroffenen angeordnet werden (*Zwangsasylierung* nach § 11 der Verordnung zur Bekämpfung übertragbarer Krankheiten vom 1. 12. 1938).

Die Tuberkulinprüfung kann nur bestätigen, ob bereits eine Tuberkuloseinfektion erfolgt ist oder nicht! Weitergehende Schlüsse dürfen aus dem positiven oder negativen Ausfall einer Tuberkulinhautreaktion in der Praxis nicht gezogen werden! Auch auf diese einzige Aufgabe beschränkt, bleibt das Tuberkulin ein unentbehrliches Hilfsmittel für den Nachweis einer Tuberkulose, vor allem bei Kindern und Jugendlichen.

Um die Tuberkulinprüfung einwandfrei durchzuführen, ist die *Intracutanimpfung nach* MENDEL-MANTOUX das beste Verfahren. Nach Entfettung der unbehaarten, gefäßarmen Haut der Beugeseite des linken

Unterarms mit Äther, Alkohol oder Benzin spritzt man 0,1 ccm einer frisch bereiteten Verdünnung von Alttuberkulin 1:10000 ($=^1/_{000}$ mg) mit feiner, scharfer Kanüle sorgfältig intracutan, so daß unter leichtem Schmerzgefühl eine kleine blasse Quaddel entsteht. Nach 48 Stunden wird das Ergebnis abgelesen. Die Hautprobe ist positiv, wenn sich eine deutliche Infiltration und Rötung von etwa Pfennigstückgröße um die Impfstelle herum gebildet hat. Bei zweifelhafter oder fehlender Reaktion wird die Probe nach 8 Tagen mit 0,1 ccm einer Lösung 1:1000 ($= ^1/_{10}$ mg) wiederholt. Mit der Verdünnung 1:100 ($= 1$ mg) nach weiteren 8 Tagen beginnen bereits unspezifische Reize wirksam zu werden. Bleibt auch dann die Haut unverändert, ist die Probe als negativ zu bewerten.

Tuberkulin (ROBERT KOCH 1890) ist ein keimfreies Filtrat durch Dampfsterilisation abgetöteter Tuberkelbacillen und ihrer Extrakte, in Brühkultur eingeengt auf ein Zehntel des Volumens. *Tuberkulinlösungen* sind nur einige Wochen haltbar und werden daher am besten jedesmal vor Gebrauch frisch hergestellt. (Es ist zu beachten, daß Tuberkulin aus alten Beständen durch die lange Lagerung in seiner Wirkung abgeschwächt sein kann und dann keine zuverlässigen Werte gibt.) Mit einer Spritze entnimmt man der Originalflasche 0,1 ccm Alttuberkulin und füllt sie mit physiologischer Kochsalzlösung bis 1,0 ccm auf. Eine nachgezogene Luftblase erleichtert durch wiederholtes Hin- und Herbewegen die unentbehrliche gute Durchmischung. Von dieser Lösung 1:10 werden 9 Teilstriche in ein Schälchen abgespritzt. Der Rest von 0,1 ccm wird wieder mit physiologischer Kochsalzlösung auf 1,0 ccm aufgefüllt und durchmischt, so daß eine Lösung von 1:100 entsteht, von der 9 Teilstriche in ein zweites Schälchen entleert werden. In der gleichen Weise verdünnt man das Alttuberkulin auf 1:1000, 1:10000, 1:100000 usf. Mit den gebräuchlichen Rekordspritzen lassen sich die Lösungen nur annähernd genau herstellen. Für exaktes und schnelles Arbeiten, etwa bei Reihenprüfungen, sind die erforderlichen Lösungen mit Pipetten in größeren Mengen anzufertigen und mit besonderen Tuberkulinspritzen zu injizieren.

Das *Alttuberkulin* (AT), das vorwiegend bei der Tuberkulindiagnostik verwendet wird, enthält neben der wirksamen, vorerst noch nicht isolierten Tuberkulinsubstanz wechselnde Mengen von Ballaststoffen, so daß die verschiedenen Tuberkuline nicht gleichwertig sind. Hierzu kommen die Schwierigkeiten, die Tuberkulindosen in verschiedenen Ländern miteinander vergleichen zu können. Die Bemühungen der letzten Jahre haben zu dem *Gereinigten Tuberkulin (GT)* geführt, das die Farbwerke Hoechst, Frankfurt a. M.-Höchst, auf Veranlassung von PRIDGE herstellen. Es entspricht dem amerikanischen Tuberkulin PPD (Purificatum Proteini Derivatum) und dem dänischen Tuberkulin PT (Purificatum Tuberculinum). In der biologischen Wirkung sind gleichzusetzen: 1 Tuberkulineinheit (TE) = 0,1 ccm AT 1:10000 = 0,1 ccm GT Dosis IV. Als positiv wird nur eine deutliche Kokardreaktion bewertet, die bei der Intracutanimpfung nach MANTOUX gewöhnlich nach 48 Stunden am stärksten hervortritt. Tastbare Hautinfiltration und eben sichtbare Hautrötung werden als negativ angesprochen. Ob das GT dem AT deutlich überlegen ist, werden erst umfangreiche Vergleiche entscheiden.

Die verschiedenen Lebensstufen erfordern bei der Tuberkulinhautprobe Berücksichtigung, um starke Reaktionen zu vermeiden (fieberhafte Schwellung und Hautrötung, urticarielle Exantheme, Nekrosen u. a.). Bei Säuglingen und Kindern bis zu 14 Jahren werden zunächst

Tuberkulinsalben nach MORO *oder* HAMBURGER *(forte)* verwendet. In die entfettete Haut über dem Brustbein wird ein linsengroßes Salbenstück auf eine etwa kleinhandtellergroße Stelle eine Minute lang kräftig eingerieben. Zeigefinger oder Daumenspitze, die sich für diese Massage am besten eignen, nehmen das Tuberkulin nicht auf, da ihre Haut keine Talg- und Haarbalgdrüsen besitzt. Die Kinder dürfen an diesem und am folgenden Tage den Oberkörper nicht waschen! Bei positiver Tuberkulinreaktion zeigen sich nach 48 Stunden, manchmal auch erst nach 8—10 Tagen, auf der leicht geröteten und infiltrierten Impfstelle mehr oder weniger zahlreiche kleine rote Knötchen, die sich einige Tage halten und dann wieder abblassen und verschwinden. Nach Angaben dänischer Ärzte ist die Tuberkulinsalbe wirksamer in Form der *Pflasterprobe:* Auftragen eines streichholzkopfgroßen Salbenstückes auf ein Pflaster, das auf die ungereinigte Brusthaut aufgeklebt und nach 24 Stunden entfernt wird. Ablesen nach 3mal 24 Stunden. Bei zweifelhaften oder fehlenden Hautveränderungen wird die Probe nach 8 Tagen nochmals wiederholt. Bleibt weiterhin eine Reaktion aus, erfolgt eine *Prüfung nach* PIRQUET. Dabei wird mit dem Impfbohrer, einer Nadel oder einer feinen Messerspitze die Haut des Unterarms unter Vermeidung einer Blutung leicht eingeritzt. Auf der Impfstelle läßt man einen Tropfen Original-Alttuberkulin eintrocknen. Zum Vergleich kann auf eine benachbarte Hautstelle in gleicher Weise ein Tropfen physiologische Kochsalzlösung aufgebracht werden. Bleibt auch die PIRQUET-Impfung negativ, erfolgt die Prüfung nach MENDEL-MANTOUX. Über das Schulalter hinaus eignet sich die Salbenform des Tuberkulins wegen der mangelnden Resorptionsfähigkeit der derben Haut nicht. Zur Durchführung von Tuberkulinreihenprüfungen bei jugendlichen Erwachsenen (z. B. Tuberkulinkataster zur Feststellung des Durchseuchungsgrades) empfiehlt BR. LANGE als gegenwärtig zweckmäßigste Methode die Prüfung nach PIRQUET, bei negativem Ausfall ergänzt durch die Intracutanimpfung nach MENDEL-MANTOUX mit Alttuberkulin 1:1000 oder, wenn es irgend angängig ist, noch besser mit 1:10000, um alle stärkeren Reaktionen zu vermeiden.

Tuberkulinimpfungen können eine *örtliche, eine allgemeine und eine Herdreaktion* hervorrufen. Bei Verwendung kleiner Tuberkulindosen ist gewöhnlich nur eine geringe örtliche Reaktion nachzuweisen, und die unerwünschten Allgemeinerscheinungen (Fieber, Unbehagen) und Herdreaktionen (vermehrter Katarrh, Blutungen) bleiben aus. Es wird immer wieder versucht, den stärkeren oder schwächeren Ausfall der Tuberkulinhautprobe mit dem tuberkulösen Befund in Zusammenhang zu bringen. Zweifellos besteht auch häufig eine Übereinstimmung zwischen einer starken Tuberkulinreaktion und einer frischen fortschreitenden Lungentuberkulose. Nicht weniger häufig ist dies aber nicht der Fall, und es muß nach wie vor daran festgehalten werden, daß eine positive Tuberkulinreaktion nur als Beweis dafür zu bewerten ist, daß in dem betreffenden Organismus eine Tuberkuloseinfektion stattgefunden hat. Über Art und Ausdehnung einer Tuberkulosekrankheit vermag die Tuberkulinprüfung nichts Bestimmtes auszusagen. Die Tuberkulinreaktion hängt nicht allein von der Tuberkulose ab, sondern mehr oder weniger auch von der jeweiligen individuellen Ansprechbarkeit des Organismus und der Haut, die konstitutionell und altersmäßig bedingt ist und durch besondere Umstände, z. B. Unterernährung, beeinflußt werden kann. Bei röntgenologisch und bakteriologisch nachgewiesener aktiver Lungentuberkulose erübrigt sich die Vornahme einer Tuberkulinprüfung. Eine negative Tuberkulinreaktion beweist nicht, daß keine tuberkulöse Infektion vorausgegangen ist! Es gibt Anergien bei einwandfrei nachgewiesener Tuberkulose, z. B. bei Miliartuberkulose und Meningitis, bei fortgeschrittener Tuberkulose, besonders im Endstadium, ferner nach interkurrenten Erkrankungen, wie Masern, und schließlich auch aus unbekannten Ursachen. Für die *Differentialdiagnostik* ungeklärter Krankheiten, etwa bei Verdacht auf Augen-, Knochen- oder Genitaltuberkulosen, wird der Tuberkulinprobe immer noch zuviel Bedeutung beigelegt und nicht genügend berücksichtigt, daß der positive oder negative Ausfall auf den gesamten Organismus und nicht auf den Krankheitsherd allein zu beziehen ist. Zudem sind Erwachsene über das 25. Lebensjahr hinaus bis auf wenige Ausnahmen bereits tuberkuloseinfiziert. Anders ist es bei Kindern.

Die Tuberkulinprüfungen ermöglichen, die *Inkubationszeit nach erfolgter Tuberkuloseerstinfektion* festzustellen. Das Einsetzen der *Allergie*, d. h. das veränderte Ansprechen des bis dahin tuberkulosefreien Organismus nach der Aufnahme von Tuberkelbacillen, ist durch den positiven Ausfall der Tuberkulinhautprobe bei Kindern frühestens nach 2—4 Wochen nachzuweisen. Bei *Kindern der vier ersten Lebensjahre* gilt eine positive Tuberkulinreaktion auch ohne spezifische Veränderungen in den Lungen oder an sonstigen Organen allgemein als Zeichen einer aktiven Tuberkulose! Das wirkt sich praktisch dahin aus, daß diese Kinder als überwachungs- und behandlungsbedürftig (z. B. Ernährungszulagen) gelten. Vielfach werden sie auch grundsätzlich als ansteckungsgefährdend angesehen und werden in Säuglingskrippen und Kinderhorten gesondert untergebracht oder gar nicht aufgenommen. Sie gehören andererseits aber durchaus nicht alle in eine Heilstätte, sondern sind hierfür besonders sorgfältig auszuwählen, wie es z. B. die neuen Richtlinien von ZOELCH eindringlich fordern. Wichtig ist es, in der Umgebung tuberkulinpositiver Säuglinge und Kleinkinder nach der Ansteckungsquelle zu suchen! Bei Erwachsenen lassen sich die Zusammenhänge zwischen dem *Zeitpunkt der Erstinfektion* und Eintritt der Allergie nicht so leicht erkennen, da zumeist keine Tuberkulinprüfung vorausgegangen ist und der Beginn der Infektion nicht immer festgelegt werden kann. Man weiß aber aus Beobachtungen an gesundheitlich überwachtem Krankenpflegepersonal, daß der Umschlag der Tuberkulinreaktion etwa 4—6 Wochen nach der Infektion eintreten kann. Die ersten Anzeichen eines Übergangs von der Infektion in die Erkrankung an Tuberkulose bei Erwachsenen (Hilusveränderungen, Infiltrierungen, Pleuritis exsudativa, Erythema nodosum u. a.) werden im allgemeinen 3—6 Monate nach der Ansteckung beobachtet.

Die steigende Bedeutung, die der Tuberkulinprüfung beigemessen wird, hat dazu geführt, *Tuberkulinreihenprüfungen* vorzunehmen und *Tuberkulinkataster* für die gesamte Bevölkerung vorzuschlagen. Nach den vorliegenden Untersuchungen mit Tuberkulin ergab sich hinsichtlich der *Tuberkulosedurchseuchung* in Deutschland in der Zeit vor diesem Kriege ungefähr folgendes Bild. Eine positive Tuberkulinreaktion fand sich bei Schulanfängern etwa in 10—30%, bei Schulentlassenen in 30 bis 50%, bei Jugendlichen in 50—80%, bei 20jährigen in 70—90% und bei 25jährigen in nahezu 100%. Dabei erfolgte die Durchseuchung bei der ländlichen Bevölkerung etwas langsamer als in der Stadt. Unter

Tabelle 4. *Tuberkulosedurchseuchung bei deutschen Schulkindern.*
Ergebnisse von Tuberkulinprüfungen (in den ersten Jahren Morosalbe, dann Hamburger forte) bei Schulkindern der ersten und letzten Klasse in einem ländlich-industriellen Kreise des Rheinlandes von 1925—1948.
(Von Herrn Dr. PERETTI, Grevenbroich, freundlichst zur Verfügung gestellt.)

	Tuberkulinpositive Hautprobe			Tuberkulinpositive Hautprobe	
Jahr	bei Schulanfängern %	bei Schulentlassenen %	Jahr	bei Schulanfängern %	bei Schulentlassenen %
1925	30,1	—	1937	13,5	35,5
1926	28,0	—	1938	11,5	38,5
1927	26,4	54,3	1939	11,0	39,2
1928	23,5	49,9	1940	12,4	34,5
1929	18,2	48,8	1941	13,5	39,5
1930	16,8	45,0	1942	10,5	35,8
1931	16,6	43,4	1943	13,9	—
1932	12,5	44,2	1944	12,8	35,4
1933	13,6	40,4	1945	—	31,0
1934	11,3	38,2	1946	18,7	—
1935	13,5	37,3	1947	21,2	38,6
1936	15,0	32,9	1948	19,5	35,6

Von 1925 an sinkt die Tuberkulosedurchseuchung bei den Schulanfängern und -entlassenen stetig ab, bis sie zwischen 1932—1944 einen gewissen Stillstand erreicht. Seit 1946 ist bei den Schulanfängern infolge der kriegs- und nachkriegsbedingten erhöhten Ansteckungsmöglichkeit ein Wiederanstieg der Tuberkulinpositiven festzustellen, der bei den Schulentlassenen noch nicht erkennbar ist, voraussichtlich aber bald folgen wird.

den gegenwärtigen Verhältnissen mit der engeren Belegung der Wohnstätten und der unzureichenden Fernhaltung vieler Offentuberkulöser wird das Tempo des Durchseuchungsganges beschleunigt werden.

Die Röntgenuntersuchung ist das überragende und unentbehrliche Mittel für die exakte Diagnostik der Lungentuberkulose! Die derzeitige Erschwerung, vielfach auch die Unmöglichkeit, die Röntgenstrahlen anzuwenden, haben zur Genüge dargetan, daß bei aller Anerkennung der physikalischen und bakteriologischen Methoden ein entscheidendes Urteil über eine Lungentuberkulose ohne Röntgenuntersuchung nicht möglich ist. Daß jeder Patient, der in einem Krankenhaus wegen irgendeiner Erkrankung zur Aufnahme kommt, vor den Röntgenschirm gestellt wird, soweit es die Art seiner Erkrankung und sein Zustand erlaubt, sollte selbstverständlich sein. Man darf sich dabei nicht immer wieder nur auf die Tuberkulose*verdächtigen* beschränken. In welchen Fällen die Durchleuchtung durch eine Röntgenaufnahme ergänzt wird, hängt von der Erfahrung des Untersuchers ab. Die Frage, ob auch der praktische Arzt das Röntgenverfahren zur Untersuchung auf Tuberkulose anwenden soll, ist noch nicht entschieden. Die Entwicklung wird aber dahin gehen, daß möglichst jeder praktizierende Arzt ein Röntgengerät hat, wenn die äußeren Voraussetzungen und die ärztliche Ausbildung darauf abgestellt sind. So einfach und aufschlußreich sich die Röntgendiagnostik für die Feststellung von Knochenveränderungen, insbesondere von Frakturen und Luxationen, von Fremdkörpern u. a. in der Praxis erweist, so leicht wird unterschätzt, daß zu der internen Röntgendiagnostik größere Erfahrung gehört, um auch Lungenbilder richtig zu beurteilen und die oft recht schwierigen differentialdiagnostischen Abgrenzungen zu treffen. Wer dies aber nicht beherrscht, richtet mehr Schaden als Nutzen an — einerlei, ob er auf Grund seiner Deutung den Kranken zu günstig beurteilt oder ob er den Gesunden mit einem verkalkten Primärkomplex oder die Eltern eines gesunden Kindes mit dem „verstärkten" Hilus beunruhigt. Das kritische Lesen von Röntgenbildern kann nur durch längere Tätigkeit an einer geeigneten Ausbildungsstätte mit größerem Krankendurchgang erworben werden. Doch sollen hier einige Hinweise folgen, um dem weniger Erfahrenen Anregung zu geben, sich mit der Lungenröntgendiagnostik vertraut zu machen.

Bei der *Röntgendurchleuchtung* stellt sich der Patient aufrecht hinter den Schirm. Er stützt dabei die Hände (Daumen hinten, Finger vorn, Ellenbogen nach vorn drücken!) auf die Hüften, um die störenden Filter der Schulterblätter aus dem Gesichtsfeld herauszubringen. Die Schultern sind nicht hochzuziehen, damit die Spitzenfelder gut herauskommen und nicht durch die Schlüsselbeinschatten verdeckt werden. Der Patient wird aufgefordert, tief und gleichmäßig durch den leicht geöffneten Mund zu atmen. Form und Abweichungen des knöchernen

Brustkorbes; Stellung und Anomalien der Rippen; Mittelfellraum mit Trachea, den großen Gefäßen und dem Herzschatten, und schließlich Stand, Beweglichkeit und Begrenzung des Zwerchfells werden betrachtet, ehe man sich dem eigentlichen Lungenbefund zuwendet. Nach einem Gesamtüberblick über beide Lungenfelder sucht man die einzelnen Abschnitte unter Gebrauch der Blenden planmäßig von oben nach unten auf krankhafte Veränderungen ab. Hierbei werden gelegentlich akzessorische Lungenlappen (Lobus venae azygos, Lobus cardiacus), totaler oder partieller Situs inversus, flächenhafte Schatten durch den Musc. pectoralis, symmetrische Rundherde durch die Mamillen und andere Besonderheiten sichtbar. Bei Kindern und Jugendlichen richtet sich der erste Blick auf den Hilus, mit zunehmendem Alter mehr auf die Spitzen- und Obergeschosse, wobei auch die Gegend beiderseits seitlich unterhalb des Schlüsselbeins besonders zu beachten ist, um eine beginnende Infiltratbildung nicht zu übersehen. Alle auffälligen Schattenherde werden durch leichtes Hin- und Herbewegen des Patienten hinter dem Schirm eingehend betrachtet. Nicht selten bringt erst die Drehung in den schrägen oder queren Durchmesser die notwendige Klärung über die Lagebeziehung der Schatten zueinander, was der Röntgenfilm allein oft nicht gestattet. Die ideale Röntgenuntersuchung ist die Verbindung von Röntgendurchleuchtung mit der nachfolgenden Röntgenaufnahme!

Die gute *Lungenröntgenaufnahme* (Abb. 27) soll beide Lungenfelder einschließlich der Spitzengeschosse und Zwerchfellbegrenzung vollständig erfassen. Ihr Farbton ist grau. Ausgesprochen schwarzweiße Kontraste weisen auf zu lange Belichtung hin und geben zu Fehldeutungen Anlaß. Zu harte Technik läßt zarte Schatten nicht zur Darstellung kommen. Zu weiche Technik bringt dagegen ein Zuviel an Zeichnung. Im allgemeinen wird verlangt, daß sich auf dem Lungenfilm die Umrisse der Brustwirbel im oberen Bereich des Herzschattens noch eben erkennen lassen. Durch geeignete Haltung des Patienten bei der Aufnahme müssen die Schulterblätter ebenso wie bei der Durchleuchtung herausgedreht werden, damit auch die seitlichen Abschnitte gut zu erkennen sind. Die Aufnahmen werden in Inspirationsstellung gemacht, um das gesamte Lungengewebe zur Entfaltung zu bringen. Für besondere Aufnahmen, etwa um die Grenzen eines Pneumothorax deutlicher zu machen, ist die Exspirationsstellung angezeigt. Wichtige Einzelheiten, wie die Darstellung einer Kaverne, kommen durch *gezielte Aufnahmen*, wenn nötig im schrägen oder queren Durchmesser, zuweilen besser heraus.

Das *normale Lungenröntgenbild* erhält seine wesentliche Schattengebung durch das *Herz und die Gefäßverzweigungen*, vor allem durch die Ausbreitung der großen Lungenarterie auf beiden Seiten. Die luftgefüllten Bronchien mit ihren Verästelungen sind viel mehr strahlendurchlässig und heben sich im allgemeinen nur wenig von den Gefäßen ab, neben denen sie meist verlaufen. Jede Stauung im Bereich des Herzens läßt die Lungenzeichnung stärker hervortreten. Größere Gefäße, die von den Röntgenstrahlen tangential getroffen sind, erscheinen

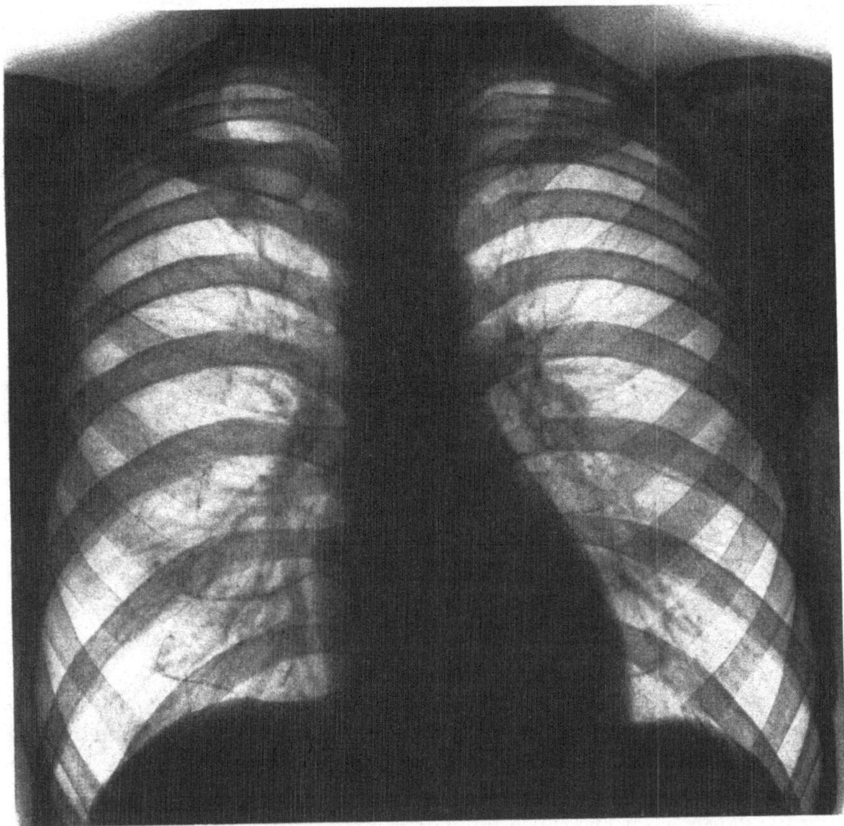

Abb. 27. Lungenübersichtsaufnahme eines Erwachsenen. Aufgenommen in tiefer Inspiration. Die Schulterblätter sind durch entsprechende Haltung der Arme nach vorne herausgedreht, so daß die Lungenfelder mit kontrastreicher mittelharter Zeichnung gut zur Darstellung kommen. Deutlich heben sich, besonders rechts, im Hilus die Verzweigungen der Arteria pulmonalis ab. Der rundliche Schattenherd im linken Hilus entspricht nicht einem Kalkherd, sondern ist auf ein quergetroffenes Gefäß zurückzuführen. Größe und Buckelung des Herdschattens zeigen keine krankhaften Veränderungen. Die Zwerchfellbegrenzung ist glatt. Durch konstitutionell bedingte Kalkeinlagerungen treten die Rippenknorpel stärker hervor. Als Nebenbefund wurde bei diesem sonst völlig gesunden 32jährigen Mann ein verkalkter Spitzenherd rechts festgestellt. Die von hier aus zum oberen Hiluspol ziehenden feinen Schattenstreifen sind fibrös veränderte Lymphbahnen. Derartige Spitzenherde haben im allgemeinen keinen Krankheitswert, können aber zum Ausgang einer fortschreitenden Tuberkulose werden, wie Abb. 22 und 23 zeigen. (Donaustauf.)

als rundliche Fleckschatten und werden wegen ihrer Form und Dichte leicht als verkalkte Tuberkuloseherde angesprochen. Die Röntgendurchleuchtung gibt bei leichtem Hin- und Herbewegen des Oberkörpers Aufschluß: Herdschatten behalten annähernd ihre Form, während sich

Gefäßquerschnitte bald in weniger dichte längliche Schattenstreifen auflösen. Auf dem Röntgenfilm lassen sich solche vermeintlichen Kalkherde
nicht immer sicher bestimmen, wenn sich nicht gerade unmittelbar neben
dem runden, scharf abgesetzten Schattenfleck ein gleichgroßer Ringschatten mit zentraler Aufhellung findet; es handelt sich dann um ein
quergetroffenes Gefäß und einen quergetroffenen Bronchus (Abb. 27).
Kalkherde, soweit sie nicht dem knöchernen Brustkorb oder dem Knor-
pelgewebe des Brustbeins angehören, weisen hin auf ältere, aber nicht
immer abgeheilte tuberkulöse Vorgänge in den Lungen, in den Lymphknoten und in der Pleura. Die Verkalkungen in den Lungen sind gewöhnlich unregelmäßig geformt und zackig begrenzt. Eine Ausnahme davon
macht der tuberkulöse *Primärherd*, der oft als erbsgroßer, scharf abge-
setzter Rundschatten zu erkennen ist. Er bildet mit den dazugehörigen
regionären verkalkten Lymphknoten im Hilusbereich den tuberkulösen
Primärkomplex (Abb. 13).

Besondere diagnostische Schwierigkeiten pflegen Verschattungen im
Bereich des *Hilus* zu bereiten. Das Gewirr der Gefäße und Bronchien
mit den eingelagerten, mehr oder weniger verkalkten Lymphknoten ist
schon beim Gesunden nicht immer ganz einfach zu entflechten. Um
zu entscheiden, ob ein Hilus als „verstärkt" anzusprechen ist, hat sich
uns als Anhalt folgende Prüfung bewährt. Beim normalen Hilus ist das
Schattenband der Arteria pulmonalis bei der Durchleuchtung von vorne
(sagittaler Strahlengang) und beim Hin- und Herdrehen durch eine etwa
kleinfingerbreite helle Zone vom Herzrand beiderseits abzugrenzen.
Beim sicher verstärkten Hilus gehen Herz- und Gefäßschatten ineinander über. Weitere Klärung kann die Durchleuchtung im queren
Durchmesser (frontaler Strahlengang) bringen. Der sog. HOLZKNECHT-
sche Raum zwischen Wirbelsäule und Herzschatten ist im allgemeinen
frei. Dagegen füllen vergrößerte Lymphknoten diesen Raum mehr oder
weniger aus. Mit der Feststellung eines verstärkten Hilus und der
daraus gefolgerten Diagnose Hilusdrüsentuberkulose muß man bei Kindern sehr kritisch und zurückhaltend sein, um die Eltern nicht zu
beunruhigen und unnötig Heilverfahren und andere Maßnahmen zu
veranlassen (Abb. 28). Bei echten Hilusdrüsentuberkulosen, die viel
seltener sind, als allgemein angenommen wird, geben die knollig vergrößerten Lymphknoten rundlich begrenzte Schattenherde, an die sich
oft mehr oder weniger starke Verdichtungen der Umgebung, die sog.
Infiltrierungen, anschließen. Eine weitere Beschreibung und Deutung der
fleckigen, streifigen und flächenhaften Schatten und verschiedenartigen
Aufhellungen des Lungenröntgenbildes ist in dem Abschnitt über die
Grundformen der Lungentuberkulose gegeben.

Einen wesentlichen Fortschritt erfuhr die Röntgendiagnostik der
Tuberkulose durch das *Röntgenschichtverfahren*. Während die übliche

Röntgenübersichtsaufnahme der Lungen eine Summation der Schatten aller hinter- und nebeneinanderliegenden normalen und pathologischen Verdichtungen darstellt, ermöglicht die Röntgenschichtung eine Herausnahme der einzelnen Ebenen zu isolierter Darstellung und Betrachtung. Dieses seit RÖNTGENs Entdeckung wiederholt angepackte schwierige

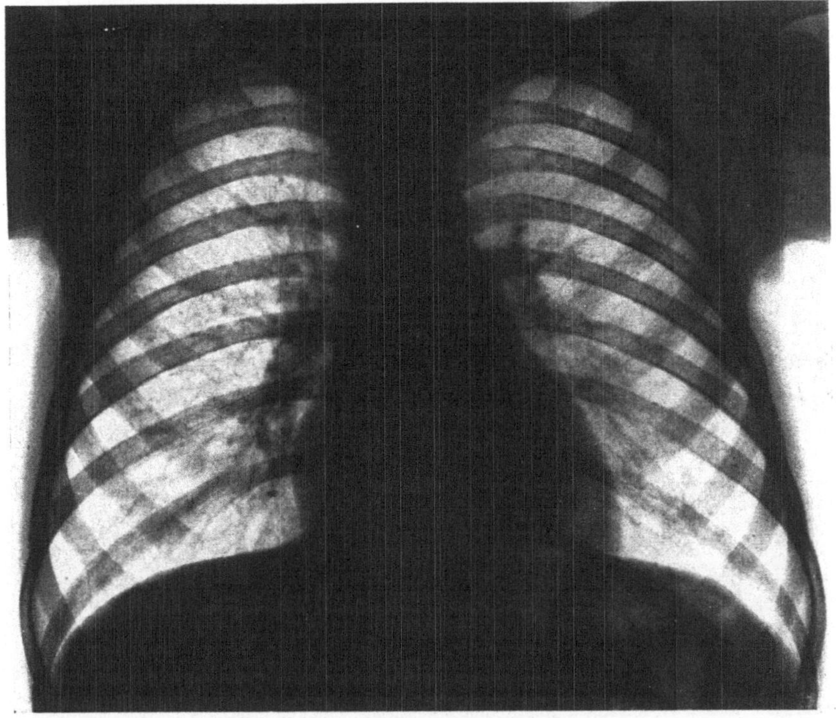

Abb. 28. Lungenübersichtsaufnahme eines Kindes. 8jähriger gesunder Knabe, tuberkulosegefährdet (Vater Heilstättenarzt). Wiederholte Tuberkulinprüfungen negativ. Normale Lungenzeichnung (kein „verstärkter" Hilus!). Zu beachten ist die physiologische Größe des kindlichen Herzens im Vergleich zum Erwachsenen. (Donaustauf.)

Problem fand seine praktische Lösung in dem Tomographen der Firma Sanitas (GROSSMANN, CHAOUL) und in dem Planigraphen der Firma Siemens. Die Schichtaufnahmen liefern nach den Untersuchungen von KREMER u. a. ein dem pathologisch-anatomischen Befund fast vollkommen entsprechendes Bild, das die übliche Übersichtsaufnahme nicht geben kann. Für die Entwirrung der Spitzen- und Oberfelder und die oft schwer zu deutenden Veränderungen im Hilusbereich war das Schichtverfahren ebenso wie für die Erkennung und Lagebestimmung tuberkulöser Kavernen ein wesentlicher Fortschritt, der sich auch auf die exakte Anzeigestellung für die operative Therapie auswirkte (Abb. 29, 30).

6*

Das Prinzip des *Schichtgerätes* besteht darin, daß sich die beweglich angebrachte Röntgenröhre im Moment der Belichtung in koordinierter entgegengesetzter Richtung gegenüber dem gleichfalls beweglichen Filmschichtträger um das ruhende Objekt verschiebt. Dieser Drehpunkt läßt sich beliebig verändern. Dadurch erscheint auf dem Film nur die eingestellte Ebene des Brustkorbes in scharfer Zeichnung, während die Schatten der davor- und dahintergelegenen Abschnitte infolge

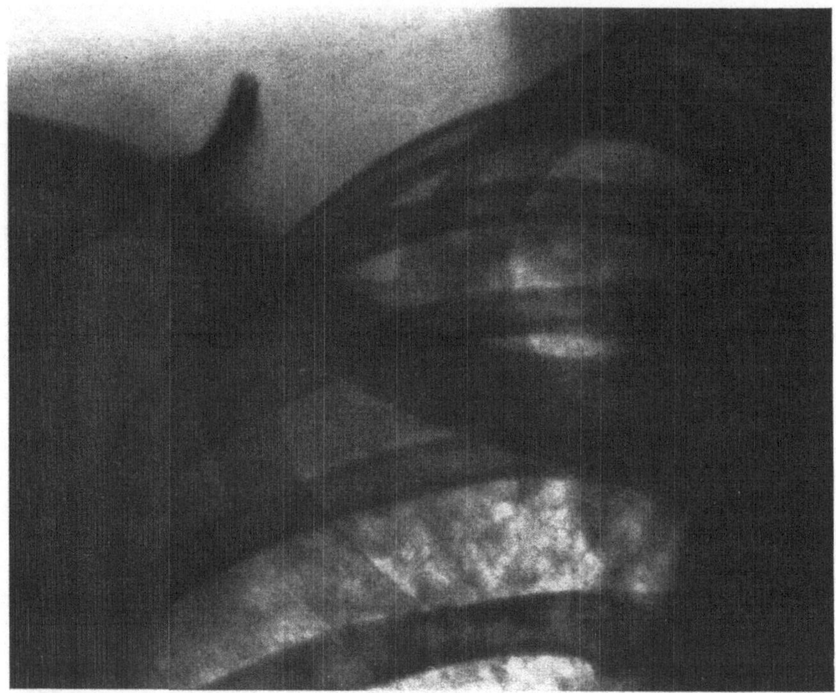

Abb. 29. Verdacht auf Kavernen. Knotige und erweichende, zum Teil ineinander übergehende Herde im rechten Spitzen- und Obergeschoß mit Verdacht auf Einschmelzungen ober- und unterhalb des Schlüsselbeinschattens.

der Bewegung bis zur Unkenntlichkeit verwischt werden. Man kann so die Lungen in vertikalen Einzelschichten in Abständen von 1—2 cm röntgenologisch zerschneiden.

Dem Nachweis tuberkulöser Veränderungen in den Lungen folgt zwangsläufig die Frage nach der *Aktivität* der Tuberkulose. Dieser Begriff läßt sich nicht mit einem Wort oder einer kurzen Formel wiedergeben. Aktivität bedeutet hier nicht einfach Fortschreiten, sondern bezeichnet ebenso die Bereitschaft zu neuem Fortschreiten, zu einem frischen tuberkulösen „Schub". Deshalb ist auch die gelegentliche Übersetzung von aktiv mit tätig abzulehnen, da sie das Charakteristische der Aktivität bei der Tuberkulose nicht umfaßt. Nimmt man hinzu, daß nicht einmal der Primärkomplex trotz Verkalkung und Verknöcherung als Endstadium einer abgeschlossenen Entwicklung anzusehen ist, sondern jederzeit wieder aufflackern kann — wie es ja eine eigentliche Heilung bei der Tuberkulose kaum gibt; man sollte besser von einer anhaltenden Ruhe sprechen —, so wird deutlich, daß sich zwischen aktiv und inaktiv keine festen Grenzen ziehen lassen. Wann ist nun praktisch eine Lungentuberkulose aktiv? Die Gegenfrage nach der Inaktivität

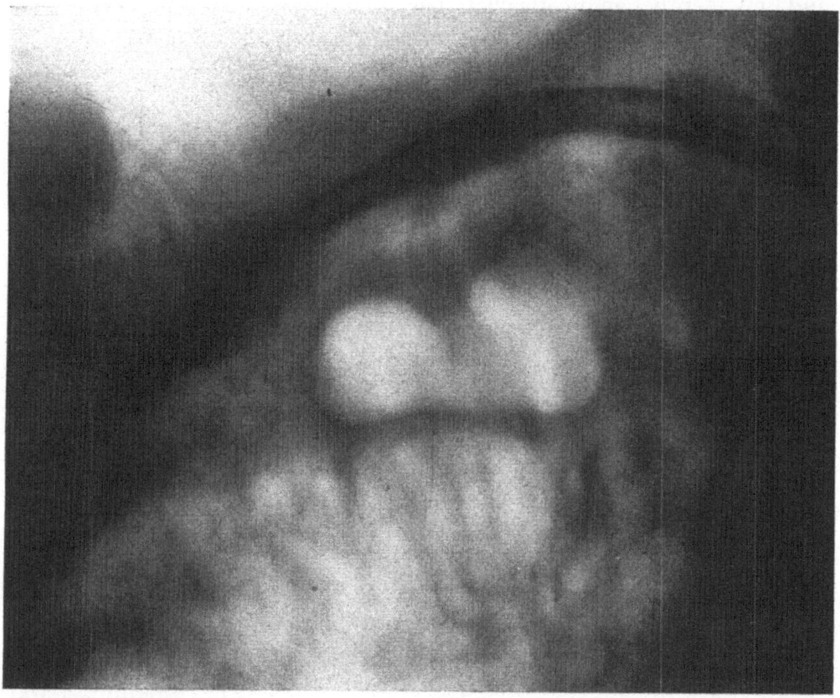

Abb. 30. Derselbe Fall. Die Röntgenschichtaufnahme vom gleichen Tage zeigt in 5,5 cm Tiefe (vom Rücken her!) eine nierenförmige Aufhellung, die einer großen gekammerten Kaverne entspricht. (Donaustauf.)

erleichtert den schwierigen Versuch, eine kurze Antwort darauf zu geben. Eine Tuberkulose ist dann als inaktiv anzusprechen, wenn klinisch und röntgenologisch kein Fortschreiten, kein Zerfall, keine Ausscheidung von Tuberkelbacillen und keine durch die Tuberkulose bedingte Störung körperlicher Funktionen und Reaktionen festzustellen sind. Alle übrigen Formen gelten als aktiv. Aktiv bedeutet praktisch *behandlungsbedürftig*. Dabei wird unter Behandlung ebenso der Rat zu einer zweckmäßigen Lebensführung mit fortlaufender ärztlicher Überwachung verstanden wie eingreifende operative Maßnahmen.

Die Entscheidung über die Frage der *Behandlungsbedürftigkeit* ist für die Sozialversicherung von besonderer Bedeutung, da sie im allgemeinen nur zur Abwendung vorzeitiger Invalidität (§ 1254 der Reichsversicherungsordnung) notwendige und aussichtsreiche Heilverfahren übernimmt. Die Unterbringung und

Versorgung unversicherter und hilfsbedürftiger Tuberkulöser, insbesondere der Bewahrungskranken, gehört zu den Aufgaben der Bezirks- und Landesfürsorgeverbände nach der Verordnung über Tuberkulosehilfe vom 8. 9. 1942 und der nachfolgenden Durchführungsvorschriften.

Die Verfahren zur *Feststellung der Aktivität* einer Lungentuberkulose sind im wesentlichen die gleichen, wie sie zur Diagnostik der Erkrankung dienen. Die Entscheidung, ob aktiv oder inaktiv, ist nicht immer gleich bei der ersten Untersuchung zu treffen, sondern bedarf vielfach der Beobachtung über Wochen und Monate. Klinische, bakteriologische und röntgenologische Methoden, die ja nicht nur über die Art der Erkrankung, sondern zugleich auch über Ausmaß und Stadium der Entwicklung Auskunft geben, sind auch für die Frage nach der Aktivität heranzuziehen. Bei der Störung körperlicher Funktionen und Reaktionen ist nicht nur an erhöhte Körperwärme, mangelnde Stoffwechseltätigkeit und anderes zu denken, sondern auch an Veränderungen des biologischen Gleichgewichts, die sich vor allem im Blut nachweisen lassen und durch die *Serologie* und *Hämatologie* erfaßt werden.

Seit der Zeit ROBERT KOCHs hat man sich bei der Tuberkulose auch um die *Serologie* gemüht. Als es dann gelungen war, mit der Wassermannschen Komplementbindungsreaktion die luetische Infektion nachzuweisen, wurden diese Gedankengänge auch auf die Tuberkulose übertragen. Als erste Schwierigkeit stellte sich aber schon die Tatsache in den Weg, daß bei der Tuberkulose, mit der sich letzten Endes jeder Mensch im Laufe seines Lebens einmal auseinandersetzen muß, die einfache Bestätigung der Infektion nicht weiter führt als die klinische, bakteriologische und röntgenologische Untersuchung und vor allem die Tuberkulinprüfung. Das Ziel der Serologie bei der Tuberkulose war daher weniger, die Diagnose zu sichern, als ein spezifisches Reagens für die Aktivität und damit für die Behandlungsbedürftigkeit und für die Prognose zu gewinnen. Es gelang auch, durch die Serologie den Nachweis sowohl fehlender als auch mehr oder weniger starker Antikörperbildung bei Tuberkulösen zu erbringen. Zugleich ergab sich aber, daß die jeweilige Feststellung dem Ablauf der Tuberkuloseentwicklung erst nach unbestimmter Zeit folgt und daß sich der Gang der Tuberkulose, der von ganz anderen Stellen aus gesteuert wird, nicht eindeutig erkennbar im Blut widerspiegelt. Allzu oft reagieren inaktive Tuberkulosen positiv und sicher aktive Tuberkulosen negativ! Für die Diagnostik der Tuberkulose hat die Serologie ungeachtet ihrer Bedeutung für die Erforschung der Tuberkulose jedenfalls noch keinen festen Platz erhalten können, und auch für die Einführung eines *serologischen Katasters* nach Art des Röntgen- und Tuberkulinkatasters ist die Zeit noch nicht gekommen. Das gilt vorerst für alle spezifischen serologischen Methoden trotz ihrer Verbesserung vom Tuberkulose-Wassermann bis zur Meinicke-

Trockenblutreaktion und ebenso für die unspezifischen Reaktionen wie WELTMANN, COSTA u. a. Sie alle stimmen häufig weitgehend mit den übrigen Befunden überein, geben aber oft genug auf die entscheidende Frage nach der Aktivität keine zuverlässige Antwort.

Reaktion nach COSTA (1923): Nach VIERGUTZ gibt man in ein Zentrifugenglas 1,6 ccm Novocainlösung und 3 Tropfen Citratlösung. Dann läßt man 3 Tropfen Blut aus der Fingerbeere in das Glas hineintropfen. Es wird vorsichtig gemischt und bis zur völligen Sedimentierung der Erythrocyten etwa 5 Min. zentrifugiert. Man fügt 1 Tropfen Formalinlösung hinzu. (Der Tropfen muß stets gleich groß sein, deshalb immer die gleiche Pipette benutzen.) Bei positiver Reaktion tritt über den sedimentierten Erythrocyten ein grauweißer Nebel auf. Der Zeitpunkt des Auftretens der Nebelbildung ist ausschlaggebend für die Intensität der Reaktion:

$$\text{in} \quad 0\text{—} \ 5 \text{ Min.} \ +++$$
$$\text{in} \quad 5\text{—}10 \text{ Min.} \quad ++$$
$$\text{in} \ 10\text{—}15 \text{ Min.} \qquad +$$
$$\text{nach } 15 \text{ Min. negativ.}$$

Es ist wichtig, daß die Untersuchung bei Zimmertemperatur von mindestens 18° ausgeführt wird, um eine vorzeitige und daher nicht genau zu beurteilende Nebelbildung zu vermeiden.

Nach LIPP ergibt ein Vergleich mit der Blutsenkung folgende Werte:

WESTERGREN	COSTA
1— 6 mm	negativ
7—12 mm	+
13—20 mm	++
über 20 mm	+++

Reagenzien: 1. 2%ige Novocainlösung in physiologischer Kochsalzlösung (ohne Suprareninzusatz), 2. 5%ige Natriumcitratlösung, 3. gesättigte (35%) Formalinlösung.

Um so überraschender ist es eigentlich, daß eine einfache, unspezifische Labilitätsreaktion wie die *Blutkörperchensenkung* trotz aller eben gemachten Einwendungen in der Aktivitätsdiagnose der Tuberkulose eine so große allgemeine Bedeutung erlangen konnte. Die Blutsenkung wird auf eine veränderte Zusammensetzung der Serumeiweißkörper, vor allem der Globuline und Albumine, zurückgeführt und als Zeichen reaktiver Abwehr gedeutet. Sie geht der Entwicklung des Krankheitsablaufes nicht parallel, sondern folgt dem Geschehen nach. Gelegentlich versagt sie auch bei sicher aktiven Tuberkulosen — bei der offenen Tuberkulose gibt sie in etwa 20% normale Werte an! (Abb. 21) —, ist aber doch im allgemeinen ein wertvoller Anhalt, ob ein tuberkulöser Prozeß als aktiv anzusehen ist, wenn andere Ursachen für die veränderte Senkung mit genügender Sicherheit ausgeschlossen werden können. Frische exsudative Tuberkulosen zeigen zumeist, besonders bei Pleurabeteiligung, mehr oder weniger erhöhte Einstundenwerte bis zu 100 mm und darüber, während die mehr produktiven Tuberkulosen gewöhnlich nur mit mäßiger Beschleunigung reagieren. Die Blutsenkung gewinnt an Wert, wenn sie fortlaufend in Abständen von einigen Wochen und Monaten wiederholt und verglichen wird.

Blutsenkung nach WESTERGREN. Mit einer 2-ccm-Spritze, die bis zu 0,4-ccm mit 3,8%iger Natriumcitratlösung gefüllt ist, entnimmt man 1,6 ccm Venenblut, bewegt die Spritze zur guten Durchmischung einige Male hin und her und entleert den Inhalt in ein Gläschen, das kräftig geschüttelt wird. Mit einer Senkungspipette (30 cm lang, 2,5 mm weit und mit Millimetereinteilung versehen) zieht man das Gemisch 200 mm bis zur Marke 0 auf. Die Höhe der Blutkörperchensäule, die sich allmählich von dem Plasma absetzt, wird nach 1 und nach 2 Stunden ab-

gelesen. Die Errechnung des Mittelwertes $\dfrac{a + \dfrac{b}{2}}{2}$ ist unnötig. Gesunde Männer

haben Einstundenwerte zwischen 1—8, Frauen zwischen 3—12 mm. Nach 2 Stunden ist durchschnittlich der doppelte Einstundenwert überschritten. Der 24-Stundenwert (normal 80—120) wird heute bei Tuberkulose kaum noch abgelesen. Um zuverlässige Werte für vergleichende Untersuchungen zu erhalten, ist auf folgendes zu achten: Blutentnahme im allgemeinen morgens nüchtern. Blutgemisch möglichst anschließend in die Pipette aufziehen und nicht erst Stunden stehen lassen. Vor dem Ausleeren der Spritze in das Gläschen Kanüle abnehmen. Gläschen und Pipetten müssen einwandfrei sauber und lufttrocken sein; Wasser- und Alkoholreste können den Ablauf der Senkung stören. Pipetten nach Gebrauch am besten mit Wasserstrahlpumpe reinigen, keinen Alkohol verwenden, trocken sterilisieren. Beim Ansaugen in die Senkungspipette Eindringen von Luftblasen vermeiden, so daß die Flüssigkeitssäule ohne Unterbrechung mit ihrem Spiegel bei der Marke o abschließt. Entzündliche Begleitkrankheiten, wie Anginen, Adnexerkrankungen, Zahnleiden, ferner Schwangerschaft, Lues u. a., sowie Tuberkulinimpfung können die Senkung im Sinne einer Beschleunigung beeinflussen. Senkung möglichst nicht unmittelbar vor, während oder gleich nach der Menstruation vornehmen.

Bei der weniger gebräuchlichen Methode von LINZENMEIER wird nicht wie bei WESTERGREN die bei der Senkung durchlaufene Strecke der Blutkörperchensäule in mm, sondern die Zeit in Minuten gemessen, in der ein bestimmter Weg zurückgelegt ist. Da dieses Verfahren noch hier und dort geübt wird und die Umrechnung auf WESTERGREN gewöhnlich auf Schwierigkeiten stößt, sind nachstehend einige Vergleichszahlen nach WESTERGREN und PFAFF zusammengestellt, die nur Annäherungswert besitzen, für die Praxis aber ausreichen:

Blutsenkung	nach WESTERGREN Einstundenwert:	nach LINZENMEIER 18 mm-Marke:
normal	1—10 mm	über 3 Std.
mäßig beschleunigt	11—20 mm	180—90 Min.
	21—40 mm	90—60 Min.
stark beschleunigt	41—60 mm	60—30 Min.
	61—80 mm	30—20 Min.
	über 80 mm	20—10 Min.

Gelingt es nicht, dem Patienten eine ausreichende Menge Blut aus einer Vene zu entnehmen, was besonders bei Kindern gelegentlich der Fall ist, kann man eine der etwa 30 verschiedenen *Mikromethoden* anwenden. Dabei kommen die Verfahren nach MÜLLER-SCHEVEN und REICHEL den Werten von WESTERGREN am nächsten, ohne sie, vor allem bei stärkerer Beschleunigung, an Genauigkeit zu erreichen. Mit feinen Senkungscapillaren wird Blut aus der Fingerbeere, dem Ohrläppchen oder bei Kindern aus der Ferse entnommen und nach Vermischung mit Natriumcitrat zum Absetzen aufgestellt.

Die Kinderkliniken bevorzugen die Mikrosenkung. nach PANTSCHENKOFF. Ausführung nach RAU-KÜSTER: Die Pipetten (zu beziehen durch die Firma Emil Greiner, Düsseldorf, Karl-Geusen-Straße 167) sind 20 cm lang und 1 mm weit. 25 mm von der Spitze entfernt endet eine 100 mm lange Skala. Man benötigt ferner zwei Block- oder Uhrglasschälchen. Zum Aufziehen setzt man einen Gummischlauch auf das Ende der Pipette. Zunächst wird der nicht graduierte Teil der Spitze mit 5%iger Natriumcitratlösung gefüllt. Man zieht am besten ein wenig reichlicher auf und tupft bei waagerecht gehaltener Pipette vorsichtig mit Zellstoff soviel ab, daß die Citratlösung genau bis zum untersten Skalenstrich reicht. Die so vorbereitete Pipette wird flach gelegt, und nun erst wird mit einem Schnepper in üblicher Weise in eine Fingerspitze eingestochen. Bei kühler Hand ist vorherige Erwärmung in warmem Wasser anzuraten. Die Bluttropfen müssen in rascher Folge unter leichter Massage hervorquellen und werden in dem ersten Blockschälchen aufgefangen, 5—8 Tropfen genügen. Das Blut wird in die mit Citrat vorgefüllte Pipette so nachgezogen, daß die Citratblutsäule mit dem obersten Skalenstrich abschließt. Die aufgezogene Flüssigkeit läßt man in das zweite Blockschälchen zurückfließen. Nach sorgfältiger Mischung durch Umrühren mit der Röhrenspitze wird das Natriumcitratblut ohne Luftblasen bis zur Marke 0 aufgezogen. Die Pipette wird senkrecht in das etwas verkürzte übliche WESTERGREN-Gestell eingesetzt. Die Ablesung erfolgt nach einer Stunde. Bei Kindern gelten Einstundenwerte von 5—15 mm als normal.

Neben der Blutsenkung hat auch das *weiße Blutbild* eine gewisse Bedeutung für die Beurteilung der Aktivität erlangt. Wenn man sich von der Überwertung mancher Einzelheiten freimacht, bleibt als praktisch wichtig festzustellen, daß eine Linksverschiebung mit Zunahme der Stabkernigen für eine Aktivität spricht. Monocytose und Eosinophilie lassen Deutungen nach verschiedenen Richtungen zu und sind für die Diagnostik nur von unsicherem Wert. Das *rote Blutbild* ist im allgemeinen um so weniger verändert, als eine Anämie nicht in das eigentliche Bild der Tuberkulose hineingehört und erst nach schweren Blutungen oder bei fortgeschrittener Entwicklung auftreten kann.

Kritisches Bewerten der Vorgeschichte mit Belastung, Tuberkulosegefährdung, Frühsymptomen, Nebenerkrankungen und Umwelteinflüssen; Feststellen der *Krankheitserscheinungen* (Fieber, Gewichtsabnahme), physikalische Untersuchung durch *Perkussion und Auskultation, Fahnden nach Tuberkelbacillen* im Auswurf und in anderen Abscheidungen; *Röntgenuntersuchung* der Lungen, *Tuberkulinprüfung* bei Kindern und Jugendlichen und Heranziehen der *Blutuntersuchung* — das sind die wesentlichen Grundlagen für die heutige Diagnostik der Lungentuberkulose. Jedes dieser Verfahren kann mit seinen Ergebnissen wohl die Annahme einer Tuberkulose nahelegen, vermag für sich allein aber nicht die Diagnose endgültig zu sichern und die Frage der Aktivität zu entscheiden. Hierzu bedarf es stets der Verbindung aller Befunde miteinander!

Die Lungentuberkulose in ihren ersten Anfängen verläuft symptomlos! Wenn eine Tuberkulose mit Hilfe der bisherigen Diagnostik bei einem

Kranken festgestellt wird, der wegen seiner Beschwerden den Arzt aufsucht, hat sie zumeist schon ein mehr oder weniger fortgeschrittenes Stadium ihrer Entwicklung hinter sich. Immer wieder ist hervorzuheben, daß die alarmierenden Zeichen einer beginnenden Tuberkulose sehr oft fehlen und daß man ganz frische Tuberkulosen vorwiegend nur bei Menschen findet, die sich gesund fühlen und ungestört ihrem Beruf nachgehen. Für das Aufsuchen dieser unmerklich verlaufenden Tuberkulosen (Tuberculosis inappercepta, BRAEUNING 1931), die man eher sieht als hört, ist die *Röntgenreihenuntersuchung* das einzige und bisher unerreichte Verfahren!

Die *Röntgenreihenuntersuchung* hat sich nach dem ersten Weltkriege aus den Erfahrungen der Tuberkulosefürsorge heraus allmählich entwickelt. Da die Anfertigung von Röntgenaufnahmen bei jeder einzelnen Untersuchung zu kostspielig, zu umständlich und meist auch unnötig war, beschränkte man sich immer mehr auf die *Röntgenreihendurchleuchtung* und überprüfte dann die erhobenen Befunde durch den Röntgenfilm. Als besonders ergiebig für das Herausfinden frisch Erkrankter erwiesen sich die Reihenuntersuchungen in der familiären und beruflichen Umgebung Ansteckendtuberkulöser und bei den Jugendlichen der Nachpubertätszeit und des frühen Erwachsenenalters. Darüber hinaus fanden sich aber in allen Altersstufen bei beiden Geschlechtern die bisher nicht bemerkten und nicht erkannten Tuberkulosen.

Wenn man bei diesem Vorgehen auch eine große Zahl von Tuberkulosen neu entdeckte und der Wert der Röntgenuntersuchung und die Notwendigkeit eines *Volksröntgenkatasters*, den REDEKER 1926 vorgeschlagen hatte, immer mehr erkannt wurden, fanden diese Reihenuntersuchungen doch bald ihre Grenzen. Selbst wenn man rechnet, daß ein erfahrener Arzt täglich mehrere hundert Personen durchleuchten kann, so reicht das bei weitem nicht aus, sämtliche Einwohner einer Stadt oder eines Landes in absehbarer Zeit zu röntgen; ganz abgesehen von den notwendigen Wiederholungsuntersuchungen. Auch die *Röntgenreihenphotographie*, bei der mit einem besonderen Gerät laufend Papieraufnahmen im Großformat angefertigt werden, konnte die gewaltige Arbeitsleistung allein nicht bewältigen. Da brachte das *Schirmbildverfahren* den entscheidenden Schritt vorwärts und ermöglichte den ersten Aufbau eines Volksröntgenkatasters.

Das Wesen des *Röntgenschirmbildes* besteht darin, das von den Röntgenstrahlen auf dem Durchleuchtungsschirm erzeugte Bild stark verkleinert photographisch festzuhalten, während bei der sonst üblichen Röntgenaufnahme die Strahlen unmittelbar ohne den dazwischengeschalteten Schirm auf einem Film großen Formats zur Abbildung kommen. Hieraus ergeben sich eine Reihe wesentlicher Vorteile an Zeit- und Materialersparnis, die das Schirmbildverfahren für Massenuntersuchungen hervorragend geeignet machen. Die ersten Versuche auf diesem Gebiet gehen schon in die Zeit gleich nach der Entdeckung der Röntgenstrahlen zurück. Sie wurden für die praktische Verwendung aber erst bedeutsam, als durch die Verbesserung der photographischen und röntgenologischen Technik mit besonders lichtstarken Objektiven und empfindlichen Filmen die notwendigen Voraussetzungen geschaffen waren. 1936 hatte ABREU in Rio de Janeiro in Verbindung mit der Firma Siemens das erste brauchbare Schirmbildgerät entwickelt. In der Zusammenarbeit von Röntgenologen und Tuberkuloseärzten (JANKER, HOLFELDER, ULRICI, GRASS u. a.) ließ sich der Gedanke, die Schirmbildphotographie für das planmäßige Suchen nach der Lungentuberkulose einzusetzen, schon sehr bald praktisch verwirklichen, und heute ist das *Schirmbildverfahren* zu dem wichtigsten Instrument einer umfassenden Bekämpfung der Tuberkulose geworden!

Bei dem *Schirmbildgerät*, dessen Bauart bei den verschiedenen Herstellern voneinander abweicht, ist der Durchleuchtungsschirm lichtdicht mit einer hochentwickelten photographischen Kamera verbunden, und die aufleuchtenden Bilder werden auf einem automatisch fortbewegten Filmstreifen aufgefangen. Eine besondere Organisation sorgt dafür, daß die einzelnen Personen nach ihrer karteimäßigen Erfassung der Reihe nach in geeigneter Haltung an das Gerät herantreten, und daß gleichzeitig mit dem Durchleuchtungsbild jeweils der Name auf dem Film festgehalten wird, um jede Verwechslung auszuschließen. Auf diese Weise lassen sich in einer Stunde durchschnittlich 200 und mehr Personen röntgenologisch erfassen. Die Schirmbilder, die meist das Kleinformat von 24 × 24 mm haben — gelegentlich auch das Mittelformat von 64 × 64 mm und größer — werden von erfahrenen Fachärzten in einer besonderen Bildstelle ausgewertet und mit einer Beurteilung auf den einzelnen Karteikarten angebracht.

Die Röntgenschirmbilduntersuchung dient als *Suchverfahren*, um möglichst frühzeitig und vollständig die unerkannten Tuberkulösen aus der Bevölkerung herauszufinden. Die Schirmbilder sind vielfach so hochwertig, daß sie ohne Schwierigkeiten eine eindeutige Röntgendiagnose gestatten. Wo dies nicht möglich ist, muß der Befund durch weitere Untersuchungen, zunächst durch eine Aufnahme im Großformat, geklärt werden. Umfassende Schirmbilduntersuchungen, die seit 1938 in Deutschland durchgeführt wurden, ergaben, daß durchschnittlich 2,5% aller Schirmbilder Anzeichen einer aktiven Tuberkulose erkennen lassen. So fand SCHRAG nach Abschluß der erforderlichen Überprüfung der als tuberkulosekrank und -verdächtig herausgefundenen Personen bei der Volksröntgenuntersuchung in Stuttgart 1940/41 bei insgesamt 354000 Einwohnern (ohne die Kinder unter 6 Jahren) unter Einrechnung der schon vorher bekannten Tuberkulösen:

0,25% ansteckungsfähige Tuberkulosen,
0,60% aktiv geschlossene Tuberkulosen,
1,92% überwachungsbedürftige Tuberkulosen,
———————————————————
2,77% überwachungsbedürftige Tuberkulosen.

Diese mit besonderer Sorgfalt ermittelten Zahlen können für das damalige Deutschland allgemeine Gültigkeit beanspruchen. Inzwischen sind sie durch den Verlauf des Krieges und den Zusammenbruch überholt, und um so dringender ist es, *weiter nach den unerkannten Tuberkulosen zu suchen.* Die Tuberkulosefürsorge muß hierbei die Führung behalten, und die Mitarbeit aller Ärzte in der Sprechstunde und am Krankenbett wird sie dabei unterstützen. Erst die Erkenntnis des symptomlosen Beginns der Lungentuberkulose und die Möglichkeit, mit dem Schirmbildverfahren einen Volksröntgenkataster aufzubauen, schufen die Voraussetzungen, um den *Kampf gegen die Tuberkulose* als soziale Aufgabe des Staates in einer umfassenden Form zu planen und vorwärtszutragen, die eine Eindämmung der Tuberkulose verhieß. Wenn wir jetzt unsere ganze Kraft daransetzen, mit schwächeren Mitteln die Tuberkulose wieder zurückzudrängen, muß unsere Arbeit von den gleichen Erfahrungen ausgehen und immer mehr die „gesunde" Bevölkerung durchdringen! „Es werden immer noch etwa $^3/_4$ aller neuen ansteckenden Tuberkulösen zu spät erfaßt!" stellt KAYSER-PETERSEN im Jahresbericht der Fürsorgestelle Jena für das Jahr 1946 fest!

Abschließend noch ein Hinweis, der den Kreis der Voraussetzungen für eine erfolgreiche Tuberkulosebekämpfung schließt. Die Zeit des Herumredens um die Tuberkulose ist vorbei! Wird eine Tuberkulose eindeutig erkannt, so muß der Patient und seine Umgebung klar darüber unterrichtet werden, daß es sich nicht um eine „schwache Lunge" oder um einen „verschleppten Bronchialkatarrh", sondern um eine Tuberkulose handelt. Einem Offentuberkulösen nicht zu sagen, daß er ansteckend ist, bedeutet für ihn selbst eine falsch angebrachte Schonung, da er wegen der erforderlichen Maßnahmen die Wahrheit doch erfahren muß — für die Umgebung aber ist es geradezu unverantwortlich! Welche Worte der Arzt zu solcher Eröffnung findet, die den Kranken so oft ganz unvorbereitet trifft, ist ein Maßstab für sein Arzttum!

Tuberkulose ist Krankheit und Schicksal zugleich! Den unsichtbaren Gegner überhaupt fernhalten, heißt ebenso wie der Versuch, das unaufhaltsam fortschreitende Geschehen zu wenden, an letzte Fragen menschlichen Vermögens rühren. Es ist zu verstehen, daß Kranker und Arzt des ungleichen Ringens oft müde werden und die Waffen niederlegen, wenn der Abwehrkampf zu spät begann und keine Hoffnung mehr bleibt. Nicht ohne Absicht ist in diesen Ausführungen das Erkennen und Erfassen der Lungentuberkulose miteinander dargestellt. Der Wandel unserer Anschauungen in der Feststellung der Tuberkulose soll mit allem Nachdruck hervorgehoben werden. Die bewährte, auf den einzelnen Kranken gerichtete Diagnostik ist nach wie vor überall dort notwendig, wo Anzeichen und Beschwerden auf eine Tuberkulose hindeuten. Sie muß aber Stückwerk bleiben, wenn man sich nur auf die Kranken und Krankheitsverdächtigen beschränkt. Das ärztliche Mühen um die Tuberkulose kann sich erst dann ganz auswirken, wenn der Tuberkulosekranke schon erkannt wird, ehe er selber merkt, welche Gefahr ihm droht. Und das ist nur möglich, wenn schon beim Gesunden immer wieder nach der Tuberkulose gefahndet wird. Um dem Ablauf der Tuberkulose eine günstige Richtung zu geben, ist nach unserem heutigen Wissen der beste Weg:

Früh erkennen! — Früh erfassen! — Früh behandeln!

III. Die Behandlung der Lungentuberkulose.

Die Tuberkulosekrankheit ist der Ausdruck einer Auseinandersetzung zwischen Tuberkelbacillus und Organismus. So einfach gesehen, gibt es nur zwei Wege, um von außen her in diesen Kampf einzugreifen. Entweder wird der Tuberkelbacillus selbst im Körper unschädlich gemacht oder man stärkt die Abwehr des Organismus so entscheidend, daß er mit dem Gegner fertig wird. Ein Heilmittel, das die Tuberkelbacillen im Gewebe vernichtet, haben wir bis heute noch nicht, und so läuft jede Tuberkulosetherapie, so spezifisch sie sich auch geben mag, letzten Endes darauf hinaus, auf dem Umweg über die *Steigerung der individuellen Widerstandskraft* dem Erreger den Nährboden zu entziehen, der ihm Wachstum und Ausbreitung ermöglicht.

Die *Grundlage jeder Tuberkulosebehandlung* bildet die von BREHMER und DETTWEILER Mitte des vergangenen Jahrhunderts entwickelte *hygienisch-diätetische Therapie.* Die Hebung der Gesamtabwehr durch das Anregen aller Körperfunktionen setzt mit der mehr oder weniger einschneidenden Umstellung der bisherigen Lebensweise ein. Das Zurückführen der körperlichen Belastung auf ein tragbares Maß und das Einschalten der erforderlichen Ruhepausen sind dabei ebenso wichtige Voraussetzungen wie eine kräftige gemischte Ernährung, die sich dem jeweiligen Körperzustand anpaßt, dabei aber alle Übertreibungen einer vermeintlichen Heildiät vermeidet. Wo sich der notwendige Wechsel in dem gewohnten Leben der bis dahin meist berufstätigen Kranken nicht einrichten läßt und störende Einflüsse der Forderungen des Alltags nicht ferngehalten werden können, hat sich die Durchführung von Kuren und Heilverfahren in besonderen Tuberkuloseabteilungen, -heilstätten und -krankenhäusern immer wieder bewährt. Hier kann sich der Arzt auch als Erzieher des Kranken besser auswirken, was gerade für den Tuberkulösen besonders wichtig ist. Die geregelte Tageseinteilung, bei der Freiluftliegekuren mit Mahlzeiten, Spaziergängen und in geeigneten Fällen auch mit leichter Beschäftigung abwechseln, führt häufig schon nach wenigen Wochen und Monaten zu einem günstigen Umschwung,

der sich in einer allgemeinen Entspannung, Appetitsteigerung, Gewichts-
zunahme und im Nachlassen von Fieber, Katarrhen und Schweißen
wohltuend bemerkbar macht. Ganz besonders dann, wenn noch der
Eindruck einer guten Unterbringung und ansprechenden Umgebung
hinzukommt. Alle diese Faktoren stehen uns heute noch nicht überall
wieder zur Verfügung, und es bleibt vorerst nur übrig, so gut wie möglich
diese notwendigen Voraussetzungen behelfsmäßig zu schaffen. Für die
ungenügende Ernährung muß die ärztliche Verordnung von Tuberkulose-
zulagen zu den Sätzen des Normalverbrauchers einen gewissen Ausgleich
schaffen.

Oft genug reicht auch die beste hygienisch-diätetische Behandlung,
bei der die *Schonung* im Vordergrund steht, allein nicht aus, und auch
der andere Pol jeder Therapie, der *Reiz*, muß zu seinem Recht kommen.
Aus dem abgestimmten Zusammenspiel zwischen Ruhe und Reiz müssen
auch für den Tuberkulosekranken heilende Kräfte gewonnen werden,
solange es keine kausale Therapie gibt.

Unter *Reizbehandlung* wird bei der Tuberkulose alles das verstanden,
was an *physikalischen* Reizen und *chemischen* Stoffen an den Körper
herangetragen oder in ihn hineingebracht wird.

Jede Reiztherapie muß individuell angepaßt und sorgfältig abgestuft
werden, wenn sie nicht zu einer unerwünschten Verschlimmerung der
Tuberkulose führen soll. Bevor man sich zu einer solchen Behandlung
entschließt, muß der Kranke längere Zeit beobachtet werden. Es ist
nicht richtig, wie es leider häufig genug geschieht, einem Tuberkulösen
schon gleich am ersten Tage eine Arznei zu verordnen, ohne daß man
weiß, wie er auf körperliche Schonung anspricht. Immer wieder ist
festzustellen, wie sich selbst Kranke mit fortgeschrittener Tuberkulose,
die bis dahin stark eingespannt waren — wir sehen es heute so oft bei
erschöpften Hausfrauen — unter einfacher Ruhe erholen und wie
sich ihre mannigfachen Beschwerden ohne irgendwelche Medikamente
bessern. Erst wenn dann ein gewisser Stillstand eintritt und ein
weiterer Anstoß notwendig wird, greift man zu anderen Mitteln.

Es erfolgt bei der Reizbehandlung kein unmittelbarer Angriff auf
den Tuberkelbacillus selbst, so sehr das immer wieder angenommen und
angestrebt wird. Auch das *Tuberkulin* stellt nach unserer heutigen Ansicht nicht mehr als ein spezifisches Reizmittel dar, dessen therapeutische
Wirkung immer noch zu hoch eingeschätzt wird. Das Tuberkulin in
der Form des Alttuberkulins und in anderen Verarbeitungen (Tebeprotin u. a.) vermag zwar mit winzig feinen Spuren seines Agens die
Antikörperbildung bis zu einem gewissen Grade anzuregen, kann sich
aber auch nur, wie alle jene Mittel, die wir als unspezifische Reiztherapie
anwenden, erst im Zusammentreffen mit der besonderen Reaktionsfähigkeit des Organismus auf die Tuberkulose auswirken. Auch die

Impfung mit lebenden, mehr oder weniger abgeschwächten Tuberkelbacillen zum Zwecke der Heilung kann nur im Sinne einer Aktivierung der geweblichen Abwehr aufgefaßt werden. Das Einimpfen virulenter Tuberkelbacillen nach Kutschera-v. Aichbergen zur Erzeugung einer gutartigen Hauttuberkulose, von der immunisierende Kräfte ausgehen sollen, hat sich vorerst in größerem Umfang noch nicht durchzusetzen vermocht. Diese cutane artifizielle Superinfektion geht auf Wm. Böhme zurück, der sich in letzter Zeit mit Nachdruck dafür einsetzt, diese Therapie auf eine breitere Grundlage zu stellen.

Unter den physikalischen Reizen steht das *Klima* an erster Stelle. Aus der jeweiligen Verteilung seiner einzelnen Faktoren, von denen nur Höhenlage, Sonnenstrahlung, Luftfeuchtigkeit, Niederschläge, Luftbewegungen und Bodenbeschaffenheit genannt seien, ergibt sich eine Trennung in ein *Schonklima* und ein *Reizklima* mit entsprechender Wirkung auf den tuberkulösen Organismus. Die Ebene (bis 400 m) hat in Deutschland im allgemeinen, wenigstens im Sommer, ein Schonklima. Im Mittelgebirge (400—1000 m) überwiegt mit zunehmender Höhe, namentlich im Winter, mehr oder weniger das Reizklima. Zwischen den einzelnen Kurorten bestehen dabei erhebliche Unterschiede, wobei die Höhenlage allein nicht entscheidend ist. So hat z. B. eine Heilstätte in 800 m Höhe mit bevorzugter Lage in einem von Bergen umgebenen, nach Süden offenen Tal wesentlich milderes Klima als manche tiefer gelegenen Orte, die rauhen Winden ausgesetzt sind. Solche Abweichungen finden sich auch im Hochgebirge (über 1000 m), das im allgemeinen als Reizklima angesprochen wird. Die günstigen Erfahrungen mit der Tuberkulosebehandlung im deutschen Mittelgebirge und auch in der Ebene haben dazu geführt, mehr und mehr von der Überschätzung des Hochgebirgsklimas abzurücken. So sehr der Wert des Hochgebirges mit seiner starken Strahlung für die extrapulmonale Tuberkulose, insbesondere für die Knochen- und Gelenktuberkulose, anerkannt wird, und so unbestritten es ist, daß auch dort zahllose Lungentuberkulöse gesunden, muß doch sachlich festgestellt werden, daß ein dringendes Bedürfnis nach einer Behandlung der Lungentuberkulose in großen Höhen nicht vorliegt. Für manche Tuberkulosen, namentlich für die vielen rasch fortschreitenden exsudativen Formen, die uns heute Sorgen bereiten, ist vom Hochgebirgsklima sogar abzuraten. Wenn trotzdem immer wieder Wünsche und Forderungen bestimmter Gruppen von Kranken und ihren Angehörigen nach Hochgebirgskuren laut werden, so schwingen dabei Vorstellungen mit, die aus den vergangenen Jahrzehnten überkommen sind und die den Reiz der Landschaft des Hochgebirges und manches andere mit dem Klima verwechseln. Unter den schwierigen Bedingungen der Gegenwart haben die Fragen hinsichtlich der Unterbringung und Ernährung für unsere Tuberkulosekranken unbedingt den Vorrang vor der Wahl des Klimas, wenn dieses bei besonderen Nebenerkrankungen, wie Bronchitis, Asthma und Herzstörungen, selbstverständlich auch nach Möglichkeit berücksichtigt werden muß! Der Erfolg der Behandlung geht durchaus nicht parallel der Höhe über dem Meeresspiegel — ein spezifisches Heilklima gibt es nicht!

Die *Sonnenstrahlung* ist für Kranke mit aktiver Lungentuberkulose gefährlich! Intensive Sonnenbäder, wie sie in den Bergen und am Strand so beliebt geworden sind, haben bei beginnenden, oft noch nicht erkannten Tuberkulosen vielfach zu Blutungen geführt, so daß nachdrücklich davor gewarnt werden muß, Lungentuberkulöse strahlender Sonne auszusetzen. Noch nicht abgelaufene Hilusdrüsentuberkulosen bei Kindern eignen sich ebenfalls nicht zur Sonnenbehandlung, weil sie leicht wieder aufflammen. Aus dem gleichen Grunde verzichtet man auch besser auf die Anwendung der *künstlichen Höhensonne* bei diesen Kranken. *Diathermie, Kurzwellen, Solluxlampe und Rotlicht* haben keine ausreichende Heilwirkung bei der Lungentuberkulose, dagegen können sie durch die Hyperämie, die sie erzeugen, bei Pleuraschwarten, Verziehungen im Brustraum, bei Kehlkopferkrankungen, Gelenkbeschwerden und begleitenden Darm-, Bauchfell- und Urogenitaltuberkulosen schmerzlindernd wirken. Von der *Röntgenbehandlung* der Lungentuberkulose ist man immer mehr abgekommen, nachdem sich herausstellte, daß· der Effekt der Röntgenstrahlen im Gewebe fortwirkt und leicht zur fortschreitenden Einschmelzung führt.

Schließlich sind hier noch die Maßnahmen der *Hydrotherapie* anzuführen. Unter ihnen spielten früher Bäder, Abgießungen und auch Massagen eine gewisse Rolle. Davon ist heute außer *Abreibungen* zur Anregung der Hauttätigkeit nur der *feuchte Brustwickel* übriggeblieben. Einmal oder mehrmals am Tage für 1—2 Stunden angelegt, unterstützt er bei der Pleuritis exsudativa die Resorption des Ergusses und lindert zugleich die oft erheblichen Schmerzen und den Hustenreiz. Feuchte Halswickel leisten entsprechenden Dienst bei Kehlkopftuberkulose.

Neben den physikalischen Reizen bei der unspezifischen Behandlung der Lungentuberkulose steht die *Chemotherapie*. Es gibt kaum ein Element, das nicht daraufhin geprüft wurde, ob es sich für diese Aufgabe eignet. Aber nur wenige Stoffe erwiesen sich als brauchbar, und auch ihre heilungfördernde Wirkung ist begrenzt. In der Gruppe der Schwermetalle hatte man vor allem bei *Gold* und *Kupfer* bactericide Eigenschaften gefunden, die für die Tuberkulosebehandlung eingesetzt wurden. Die Goldsalze (Krysolgan, Sanocrysin u. a.) erfüllten bei der menschlichen Tuberkulose nicht die großen Erwartungen und zeigten außerdem entsprechend ihrer Giftigkeit recht häufig schwere Nebenerscheinungen. Wenn auch die neueren Goldverbindungen (Solganal B oleosum u. a.) weit weniger gewebsschädigend sind, so ist andererseits ihr Erfolg bei der Behandlung der Lungentuberkulose bisher noch nicht überzeugend dargetan. Der Wert der Kupferpräparate (Ebesal u. a.) ist ebenfalls umstritten.

Auch das *Calcium* wirkt auf die Tuberkulose nicht unmittelbar ein. Der Einfluß geht über das vegetative Nervensystem und äußert sich vor allem sekretions- und entzündungshemmend. Dementsprechend wird das Calcium in seinen mannigfachen Zusammensetzungen in Form von Pulvern, Tabletten (Kalzan, Trikalkol, Calcipot u. a.) oder Injektionen (Calcium Sandoz, Tecesal u. a.) angewendet zur Herabsetzung der Auswurfmenge und Schweißbildung, zur Resorption von Exsudaten, zur Stillung von Lungenblutungen und schließlich zur allgemeinen Leistungssteigerung. Gegenwärtig steht das Calcium wohl an erster Stelle bei der Chemotherapie der Lungentuberkulose und wird zweifellos überschätzt. Daneben wird die *Kieselsäure*, die in zahlreichen mit Phosphor, Arsen, Eisen usw. kombinierten Mitteln enthalten ist (Silogran, Silicol, Silphoscalin, Mutosan u. a.) zur Hebung des Gesamtbefindens und zur Unterstützung der Bindegewebsbildung bei Tuberkulösen gerne verordnet. Von der *Eisen- und Lebertherapie* darf man sich bei der aktiven Tuberkulose nicht allzuviel versprechen.

Über die neuere Entwicklung der Chemotherapie, die vor allem an die Namen *Sulfonamide* und *Antibiotica* geknüpft ist, s. S. 103.

Zu den roborierenden Mitteln gehören vor allem *Fette und Lipoide*, die heute so sehr fehlen. Ganz besonders ist hier der *Lebertran* zu nennen, der sich bei allen Tuberkuloseformen bewährt hat. Die Einfuhr größerer Mengen von Lebertran würde für unsere Tuberkulosekranken eine wertvolle Ergänzung der unzureichenden Ernährung bedeuten! Von den *Vitaminen* braucht der Tuberkulöse in erster Linie das Vitamin C, dargereicht in Obst, Gemüse oder Spezialpräparaten (Cebion u. a.), zur allgemeinen Anregung, bei manchen Fieberformen und bei Neigung zu Blutungen.

Auch bei der Tuberkulosetherapie gibt es immer wieder neue *Moderichtungen*, diktiert von neugewonnenen Erkenntnissen, vom Nimbus des Geheimnisvollen, von starken ärztlichen Persönlichkeiten, von den Hoffnungen und Enttäuschungen der Kranken und nicht zuletzt — von der Propaganda der Heilmittelindustrie! Sie kommen und gehen, und auch der kritisch eingestellte Arzt kann sich ihnen nicht ganz entziehen. Nehmen wir nur die Zeit seit Beginn dieses Jahrhunderts und lassen wir die bekannteren der nacheinander und nebeneinander auftauchenden Behandlungsmethoden der Tuberkulose in Stichworten an uns vorüberziehen: Kreosot, Guajacol, Campher, Zimtsäure, Kieselsäure, Milchkuren, Hundefett, Riviera, Ägypten, Hochgebirge, Heliotherapie, Bäder, Alttuberkulin, Calcium, KUHNsche Saugmaske, Linimentum Petruschky, Partialantigene, PONNDORF-Impfungen, FRIEDMANN-Mittel, Tebeprotin,

Umckaloabo, Automischvaccine, Kupfer, Krysolgan, Röntgenbestrahlung, Höhensonne, Ektebin, Kalkinhalationen, Biochemie, Naturheilverfahren, Atemübungen, Gymnastik, Säuretherapie, Sanocrysin, Lipoide, Metallsalze, Proteinkörpertherapie, Kohlenstaubinjektionen, Insulinmastkuren, Blutübertragungen, kochsalzfreie Diät, Thanatophthisin, Thyteban, Impfungen mit lebenden Tuberkelbacillen, Wüstenstaub, Vitamine, Silogran, Sympatol — — —

Ein ständiger Wechsel, ein unaufhörliches Suchen und Tasten, weil sich keines dieser Mittel, so erfolgreich und zuweilen überraschend sie bei einzelnen Kranken wirken, auf die Dauer bei allgemeiner Anwendung bewährte. Demgegenüber im gleichen Zeitraum der unentwegte, mit manchen Opfern erkaufte, aber folgerichtige Ausbau der *operativen Behandlung*, weil hier ein festumrissenes Angriffsziel im Mittelpunkt des Handelns steht: die *Kaverne*, die das weitere Schicksal ihres Trägers bestimmt! Erst die *Kollapstherapie* bringt bei vielen Tuberkulösen die entscheidende Ergänzung der *allgemeinen* Behandlung durch Einwirkung auf das *örtliche* Krankheitsgeschehen im Sinne einer Gewebsentspannung, einer Regulierung des Blut- und Lymphumlaufes und — wie neuere Forschungen wenigstens für den Pneumothorax immer mehr wahrscheinlich machen — einer Änderung des neurovegetativen Tonus in den erkrankten Lungensegmenten. Unter welchen Voraussetzungen und in welcher Form die Lungentuberkulose heute chirurgisch angegangen werden kann, ist im Abschnitt über Anzeigestellung und Wege der operativen Behandlung der Lungentuberkulose ausgeführt. Für die offene Tuberkulose ist die aktive Therapie vorerst unser bestes Verfahren, dessen Erfolge nach neueren Statistiken doppelt so hoch liegen wie die der konservativen Behandlung.

Neben den Maßnahmen gegen die Tuberkulose selbst gilt es, zahlreiche *Begleiterscheinungen* zu lindern und zu beseitigen, die für den Kranken oft quälender und störender sind als seine Tuberkulose. Bei diesem Bemühen wird man sich erst richtig der Tatsache bewußt, daß die Behandlung der Lungentuberkulose bis heute eine Behandlung ihrer Symptome ist. Aber die *symptomatische Therapie* wirkt sich gleichzeitig günstig auf den Allgemeinzustand und damit wieder auf die Tuberkulose aus, und so hat der Kranke nicht ganz unrecht, wenn er eine Arznei, die ihn von seinem lästigen Husten und Auswurf befreit und ihm wieder erquickenden Schlaf schenkt, als ein Tuberkuloseheilmittel ansieht.

Husten und Auswurf pflegen im Vordergrund bei der fortgeschrittenen Lungentuberkulose zu stehen und verlangen als erstes unsere Hilfe. Daß von dem gegenwärtigen Arzneimangel gerade die hustenlindernden und auswurffördernden Medikamente so sehr betroffen sind, macht unzähligen Tuberkulosekranken das Leben zur Qual! Es bleibt nichts übrig, als mit den Vorräten und den Zuteilungen an Codein, Dicodid, Acedicon u. a. und ihren Zusammensetzungen sehr sparsam umzugehen und die Wirkung durch Auflösen in heißem Brusttee, der den Hustenreiz herabsetzt und die Expektoration erleichtert, zu strecken. Auch kleine, schluckweise genommene Mengen von Tee und anderen Flüssigkeiten beruhigen die entzündeten Schleimhäute und müssen helfen, die Hustenmittel zu ersetzen, für deren Herstellung Zucker und Alkohol fehlen. Auch Brust- und Halswickel können hierbei gute Dienste leisten. Wichtig ist außerdem, daß der Tuberkulöse immer wieder zur Hustendisziplin angehalten wird: Morgens und abends kräftig abhusten und in der Zwischenzeit dem Hustenreiz möglichst wenig nachgeben! Bei unstillbarem Husten bleibt nichts anderes übrig, als zu stärkeren Mitteln, wie Dilaudid, Pantopon und auch zum Morphium zu greifen.

Fieber und Schweiße sind an das Krankheitsgeschehen gebunden und lassen sich entscheidend nur mit diesem zusammen günstig beeinflussen, für sich allein aber auf die Dauer nicht unterdrücken. Ein Eingreifen kann nur dort geboten sein, wo lästige subjektive Erscheinungen, wie Kopfschmerzen, auftreten. Hier sind Pyramidon, Gardan u. a. zu empfehlen. Bei stärkerer Schweißbildung werden Atropin, Bellergal, Agaricin, Salbei u. a. gegeben.

Ausgesprochene *Schmerzen* gehören nicht eigentlich in das Bild der Lungentuberkulose und deuten fast stets auf die Beteiligung der Pleura hin. Salicylate, Hustenmittel, Brustwickel, Einreibungen u. a. sind hier angezeigt. *Pleuraergüsse* bei Lungentuberkulose mit und ohne Pneumothorax sind zunächst konservativ zu behandeln und erst dann zu punktieren, wenn Verdrängungserscheinungen auftreten, hohes Fieber an Mischinfektionen denken läßt oder die Resorption sich über lange Wochen hinzögert. Es wird immer wieder angenommen, daß frühzeitige Punktionen mit möglichst vollständiger Entleerung eine nachfolgende Schwartenbildung verhindern. Das kann einmal zutreffen, ist aber durchaus nicht die Regel. Dagegen ist erwiesen, daß allzu frühe und ausgiebige Punktionen die rasche Neubildung des Exsudates befördern und dadurch zu immer neuen Punktionen Anlaß sein können. Für den Anreiz zur Spontanrückbildung von Ergüssen sind Bettruhe und Brustwickel das beste Mittel. Darreichung von Calcium, Salicyl, Diureticis, Gold, Tuberkulin u. a. sind, auch intrapleural, immer wieder versucht worden, ohne daß bisher aber eine beschleunigte Resorption dadurch einwandfrei nachgewiesen ist. An die langwierige Behandlung tuberkulöser *Pleuraempyeme* sollte der Arzt in der Praxis im allgemeinen nicht erst herangehen, da er sie früher oder später doch an ein Krankenhaus oder eine Heilstätte abgeben muß.

Kurzatmigkeit und Herzbeschwerden bei Tuberkulösen lassen sich nur im Zusammenhang mit dem gesamten Krankheitsbild beurteilen und bessern. Herzmittel werden bei Tuberkulose eher zu oft als zu wenig gegeben. Sie sind dort nicht zu entbehren, wo der Kranke unter seiner Atemnot wirklich leidet. Andererseits sollte der Arzt bei Schwerkranken das entschwindende Leben durch immer erneutes Antreiben des erschöpften Muskels nicht unnötig hinziehen und lieber Narkotica als Cardiaca verordnen.

Lungenblutungen sind zu behandeln entsprechend ihrem Ausmaß: Bluthusten — Lungenbluten — Blutsturz. Es ist klar, daß es hier kein Allheilmittel geben kann, da die Ursache der Blutung bei jedem Kranken eine andere ist. Die leichten Blutungen stehen oft schon bei einfacher Bettruhe, während die Katastrophe eines Blutsturzes aus einem großen Gefäß kaum aufzuhalten ist. Bei wiederholten kleineren Blutungen ist es üblich, den Patienten stärkere Salzlösungen (ein Eßlöffel Kochsalz auf ein Glas Wasser) schluckweise trinken zu lassen und für einige Zeit Calcium als Tabletten oder Pulver zu geben. Bei größeren Blutungen kommen Injektionen von Calcium, Campher, Clauden, Stryphnon, Sango-Stop, Manetol u. a. in Frage, allerdings ohne daß ihre Wirkung sicher ist. Bewährt haben sich intravenöse Gaben von 10 ccm einer 1%igen Kongorotlösung (Hämostaticum Nordmark). Die Bedeutung des nach LERICHE zur Beeinflussung des Lungentonus auch bei Lungenblutungen empfohlenen Novocains ist zweifelhaft. Man spritzt es langsam intravenös in einer 1—2%igen Lösung (ohne Suprarenin!) mit Zusatz von 0,5 mg Atropin in Mengen von 4—10 ccm. Bei geeignetem Lungenbefund ist die Anlegung eines Pneumothorax zur Blutstillung angezeigt. In gleicher Absicht hat man in letzter Zeit gelegentlich auch das künstliche *Pneumomediastinum* herangezogen.

Nach BEER wird dem liegenden Kranken ein Kissen unter die Schultern geschoben, so daß der Kopf leicht nach hinten fällt. Unter strengster Asepsis sticht man eine Pneumothoraxnadel etwa $^1/_2$ cm vom oberen Sternalrand entfernt in der Mittellinie der Drosselgrube ein und hebelt die Nadel um den hinteren Rand des Manubriums herum. Die Nadel wird dicht an seiner Hinterwand und parallel zu ihr etwa 2—3 cm vorgeschoben. Dabei bleibt die Kanüle zunächst ohne Verbindung mit dem Schlauch, um das Anstechen eines Gefäßes sofort feststellen zu können. Tritt kein Blut aus, schließt man den Pneumothoraxapparat an und läßt langsam Luft einströmen. Bei richtiger Lage der Nadel kann man nach 5—10 ccm intrathorakale Druckschwankungen beobachten. Es werden möglichst bis zu 300 ccm Luft eingefüllt. Wirksam ist wahrscheinlich weniger die mechanische Kompression des blutenden Lungengewebes als das Auslösen eines Reizes auf das neuromuskuläre System der Lungen.

Das Wichtigste bei jeder stärkeren Lungenblutung ist die Beruhigung des Kranken, der oft mit Todesangst ringt, durch ärztlichen Zuspruch. Codein, aber auch Dilaudid und Pantopon können diese Wirkung unterstützen. Man sollte sich dabei nicht allzusehr nach den Lehrbüchern richten, die mit Nachdruck auf die Möglichkeit späterer Aspirationsaussaaten durch unterdrücktes Abhusten hinzuweisen pflegen.

Kehlkopf und Darm sind bei der fortgeschrittenen Lungentuberkulose oft mitbeteiligt. Sie deuten auf ein Nachlassen der Abwehr hin und verschlechtern die Prognose. Die Beschwerden, die sie verursachen, lassen sich nur dann entscheidend beheben, wenn es gelingt, die Lungentuberkulose zu bessern. Im übrigen bleibt nur die symptomatische Therapie. Bei *Heiserkeit und Schluckbeschwerden* können Halswickel und Staubinden neben Gurgeln (Salbei, Inspirol u. a.), Rachenpinselung (LUGOLsche Lösung, Targesin u. a.), Einträufeln von Mentholöl, Eucalyptusöl, Kamochin u. a., sowie auch Kurzwellen- und Röntgenbestrahlungen Linderung bringen. Bei erheblichen Graden von Dysphagie ist immer erneutes Aufbringen von Anaesthesin auf den Zungengrund vor den Mahlzeiten manchmal nicht zu umgehen. *Durchfälle und Leibschmerzen*, die an Darmtuberkulose denken lassen, erfordern Bettruhe, Schonkost, Wärmekissen, Lichtbügel, auch feuchte Leibwickel. Wenn sich die flüssigen Stühle nicht durch Atropin, Bellergal, Octinum, Kohle, Dermatol u. a. beherrschen lassen, bleibt als wirksamstes Mittel immer noch das Opium.

Auch der *chronische Phthisiker*, der sich mit seinem therapeutisch schwer zu beeinflussenden Leiden schon abgefunden zu haben scheint, erwartet über die Linderung seiner Beschwerden hinaus, daß etwas zur „Verkalkung" oder „Verkapselung" seiner Tuberkulose geschieht. Er und ebenso der anspruchsvollere, durch viele eigene und fremde Erfahrungen gegangene Tuberkulöse, der seinen Wünschen bestimmteren Ausdruck verleiht, setzt uns oft in Verlegenheit, denn die Auswahl unter den Mitteln, die heute dafür noch vorhanden sind, ist gering. Leichter hat es unter diesen Umständen der Arzt, dem die unsichtbar wirkenden Kräfte der Heilstätten- und Krankenhausatmosphäre helfend zur Seite stehen. In der Praxis ist es schon schwieriger, den berechtigten oder zum mindesten verständlichen Wünschen von solchen Kranken zu entsprechen, bei denen die Besserung keine Fortschritte macht und das Abgleiten in die Hoffnungslosigkeit droht. Der Tuberkulöse bedarf einer Therapie, an die er sich klammert, und braucht den Zuspruch seines Arztes, der ihm in dem Auf und Ab seiner Krankheit Halt gibt. Hier ist es erlaubt, die Grundsätze einer rationellen Therapie einmal hinter die Gebote der Menschlichkeit zurücktreten zu lassen. Ob man sich dann zu einer längeren Kur mit einem der genannten weniger differenten Mittel entschließt, oder ob man Pflanzenauszüge (Thymian, Minze, Salbei u. a.), einen Lungentee oder ein roborierendes Mittel verordnet oder zur Luftveränderung rät — letzten Endes entscheidet, ob die suggestive Kraft des Arztes auf den Kranken übergeht. Die Arznei wird dann zum Mittler dieser Kraft, die den seelischen Widerstand weckt und den sinkenden Lebensmut wieder aufrichtet, wenn der Kranke nicht selber wissend so stark oder unbefangen so glücklich ist, sein Geschick gefaßt zu ertragen.

Extrapulmonale Herdsetzungen neben einer Lungentuberkulose werden nach den für diese Tuberkuloseformen bewährten Methoden konservativ oder chirurgisch behandelt. Den Vorrang beansprucht dabei aber immer die aktive, insbesondere die offene Lungentuberkulose, die z. B. bei gleichzeitiger Drüsen- oder Knochen- und Gelenktuberkulose Sonnen-Ganzbestrahlungen nicht zuläßt.

Nebenerkrankungen schwerwiegender Art stehen bei der aktiven Lungentuberkulose ganz im Hintergrund. Besonders gilt das für die meisten bakteriellen Infektionen und Viruskrankheiten. Vor allem Pneumonien, septische Erkrankungen, schwere Anginen kommen bei fortentwickelten Tuberkulosen so gut wie gar nicht vor. Und wo sie auftreten, ist die Tuberkulose gewöhnlich nicht schwer und prognostisch nicht ungünstig. Eine Ausnahme von dieser Dystropie macht, wenigstens unter den besonderen Umständen der Gegenwart, die *epidemische Hepatitis*, die wir auch bei akuten exsudativen Tuberkulosen in einem großen Kriegsgefangenenlazarett gehäuft sahen. Die Epidemie verlief unter der auch sonst üblichen, vorwiegend diätetischen Behandlung leicht bis mittelschwer und wirkte auf den Ablauf der Tuberkulose nicht erkennbar ein. Zu der Frage, ob man auch Tuberkulosekranke einer *Typhusschutzimpfung* unterziehen soll, wie sie sich gegenwärtig so oft als notwendig erweist, haben wir immer einen ablehnenden Standpunkt eingenommen, da schon wiederholt noch nicht völlig zur Ruhe gekommene Tuberkulosen durch den Reiz einer solchen Impfung verschlimmert worden sind. Die Entscheidung wurde uns dadurch erleichtert, daß der Aktivtuberkulöse im allgemeinen nicht an Typhus erkrankt. *Malaria*, durch die Kriegsverhältnisse wieder häufiger geworden, beeinflußt wegen der allgemeinen Herabsetzung der Widerstandskraft eine Tuberkulose oft ungünstig. Beide Erkrankungen können unabhängig voneinander behandelt werden. Das gleiche gilt auch für *Lues-* und *Gonorrhöeinfektionen* bei Tuberkulösen.

Der *Diabetes* darf nicht als Nebenkrankheit der Tuberkulose angesehen werden. Nicht der Tuberkulöse bekommt einen Diabetes, sondern auf dem Boden des Diabetes entwickelt sich eine Tuberkulose! Die Tuberkulose läßt sich demnach nur dann erfolgreich behandeln, wenn zuvor der Diabetes richtig eingestellt wurde und Insulin in ausreichender Menge gegeben werden kann.

Schwangerschaft bedeutet bei einer aktiven Lungentuberkulose in jedem Fall ein unerwünschtes Zusammentreffen, wenn sich auch der Ablauf der Tuberkulose dadurch nicht so oft verschlechtert, wie vielfach angenommen wird. Die bisher geltenden Richtlinien für die Schwangerschaftsunterbrechung bestehen weiter. Danach ist auch bei der Tuberkulose eine vorzeitige Unterbrechung der Schwangerschaft nur dann erlaubt, wenn sie nach fachärztlichem Urteil zur Erhaltung des Lebens und der Gesundheit der Mutter notwendig ist. Eine soziale Indikation wird auch nach dem Entwurf eines Kontrollratgesetzes zur Änderung des deutschen Strafgesetzes nicht anerkannt. Die Unterbrechung der Schwangerschaft genügt nicht als Maßnahme gegen eine Fortentwicklung der Tuberkulose. Diese bedarf vielmehr der weiteren sorgfältigen Überwachung, wenn es nicht geraten erscheint, sogleich ein Heilverfahren anzuschließen.

Gegenwärtig ist der nie zur Ruhe gekommene *Kampf um den § 218 StrGB.* erneut aufgenommen. Letzten Endes wird er, und damit auch das Problem Schwangerschaft und Tuberkulose, nicht aus ärztlichen, sozialen oder juristischen Erwägungen heraus entschieden, sondern durch die weltanschauliche Einstellung und religiöse Bindung des Einzelnen und des Staates.

Nach diesem Streifzug durch die heutige Tuberkulosetherapie drängt sich die Frage auf, in welcher Richtung sich künftig die Behandlung der Tuberkulose entwickeln wird. Wird ein Angriff unmittelbar auf den Tuberkelbacillus im Gewebe möglich und erfolgreicher sein, nachdem die Gefahr droht, daß wir mit der Abwehrsteigerung stecken bleiben? Wird der Weg der spezifischen Therapie, der heute immer mehr verlassen ist, doch einmal wieder mit neuen Gedanken, neuen Mitteln und neuen Hoffnungen beschritten werden, oder wird die Chemotherapie dem Arzt ein souveränes Mittel gegen den Tuberkuloseerreger selbst in die Hand geben, das dem Körper nicht schadet?

Die *Chemotherapie* der Tuberkulose erstrebt nach den Erfahrungen der letzten Jahrzehnte weniger ein bactericides Mittel im Sinne der Therapia magna sterilisans EHRLICHs als ein wirksames Bacteriostaticum. Die Erfolge der *Sulfonamidbehandlung* hat man sehr bald auch für die Tuberkulose dienstbar zu machen versucht. Aber der Tuberkelbacillus erwies sich im Organismus als resistent gegen Eubasin, Prontosil, Albucid, DeMa (Supronal) und die anderen Vertreter dieser Gruppe. Doch sind sie bei mischinfizierten Pleuraempyemen, bei eiternden Knochentuberkulosen, Abscessen und Analfisteln neben der konservativen Behandlung gelegentlich mit mehr oder weniger Erfolg herangezogen. Die Bemühungen, mit Sulfonamiden das Wachstum der Tuberkelbacillen im Organismus soweit zu hemmen, daß die Abwehr mit ihnen fertig wird, haben DOMAGK und seine Mitarbeiter vor allem mit dem Sulfathiazol (Eleudron und Cibazol) und seinen Verbindungen mit Thiosemicarbazonen fortgesetzt und gelangten zum Präparat Tb I/698. Sie empfehlen langfristige Behandlung mit kleinsten Dosen, um stärkere Toxinausschüttungen beim Zugrundegehen von Tuberkelbacillen zu vermeiden. In letzter Zeit sind damit bei extrapulmonaler Tuberkulose, besonders bei der Hauttuberkulose, eindrucksvolle Besserungen erreicht worden, so daß man in die weitere Entwicklung der Chemotherapie einige Hoffnungen setzen darf, wenn sich die Nebenwirkungen ganz ausschalten lassen. Auch auf die Erfahrungen, die mit der *Paramino-salicylsäure* gemacht wurden, sei hier hingewiesen.

Neue Möglichkeiten sind vielleicht mit der Einführung des *Penicillins* geschaffen. Wenn das Penicillin selbst bisher auch keine Einwirkung auf die Tuberkulose erkennen ließ, so könnten vielleicht doch aus dem Prinzip der *Antibiose*, das dieser Behandlung zugrunde liegt, neue Mittel entwickelt werden. Penicillin und die übrigen Mykoine sind dadurch wirksam, daß die in ihnen enthaltenen, aus Pilzen gewonnenen Stoffe anderen Pilzen oder Bakterien das Wachstum erschweren oder unmöglich machen. Das hierher gehörende *Streptomycin*, im Jahre 1944 erstmals von WAKSMAN, SCHATZ und BUGIE (USA.) aus der Boden-bakterie Actinomyces griseus dargestellt, greift gramnegative Erreger und den grampositiven Tuberkelbacillus an und scheint besonders auf Miliartuberkulose und Meningitis anzusprechen. Allerdings ist es vor-erst noch nicht frei von Nebenwirkungen auf das Zentralnervensystem, namentlich auf den N. acusticus. Bei der Lungentuberkulose hatte das Streptomycin bisher keine Erfolge, da es an den Tuberkuloseherd nicht herankommt. MAURER-Davos versucht daher, durch Einlegen von Streptomycintampons in die Kaverne, die nach Art der Saugdrainage von MONALDI (S. 119) eröffnet wird und durch Laminariastifte einen erweiterten Zugang erhält, den Herd selbst anzugehen. Vom *Clitocybin*, das von dem französischen Pharmakologen HOLLANDE aus der Clitocyba candida, dem weißen Trichterling, einer Champignonart, gewonnen wurde, liegen noch keine Berichte über die erfolgreiche Anwendung bei der menschlichen Lungentuberkulose vor. Schließlich hat HESSE die bakteriostatischen Eigenschaften der *Colibacillen* für die Tuber-kulosetherapie herangezogen.

In letzter Zeit wird auch die *Atomenergie* in den Dienst der Erforschung und Behandlung der Tuberkulose gestellt. Aus Amerika kommt die unverbürgte Nach-richt, daß mit dem radioaktiven Kohlenstoff, einem Nebenerzeugnis bei der Her-stellung der Atombombe, Tuberkelbacillen im Körper sichtbar gemacht werden sollen. Der deutsche Forscher TROCH (Bad Pyrmont) verwendet die Atomkräfte in seinem *Peteosthor* seit einigen Jahren auch zur Behandlung der extrapulmonalen Tuberkulose. Er geht dabei von dem Gedanken aus, therapeutisch wirksame elektropositive Stoffe im Körper selektiv an das elektronegativ geladene kranke Gewebe heranzusteuern. Peteosthor besteht aus feinst dispersem Platinsol, mit dem eine Lösung Eosin bläulich (Dibromdinitrofluorescinnatrium) und das kurz-lebige radioaktive Element Thorium X verbunden sind. Die Atomenergie der zer-fallenen α-Teilchen des Radiothor ionisiert die platinspeichernden Zellen des Granu-lationsgewebes und soll sie ebenso wie die Tuberkelbacillen zum Absterben bringen. Es bleibt abzuwarten, wie diese Therapie, deren Erfolge bei der Knochen- und Gelenk-, Drüsen- und Hauttuberkulose sehr umstritten sind und unbedingt der kritischen Überprüfung an einem größeren Krankengut bedürfen, sich auf die Dauer auswirken wird.

Vor kurzem konnte REHM im Blut von Insekten, vor allem von Seidenraupen, das Vorhandensein eines antibiotisch-bactericiden Stoffes, das *Insecticin*, nachweisen, wodurch das Wachstum von Tuberkelbacillen auf Nährböden verhindert wird. Daß Kot und Körper von Seidenraupen, deren Laubnahrung mit Tuberkelbacillen bestrichen wurde, in der Kultur steril blieben, hatte RoLOFF schon 1937 festgestellt.

Ob die *Relationspathologie* von RICKER, die *Stammhirnpathologie* von VEIL-STURM und die *Neuralpathologie* SPERANSKYs neue entscheidende Wege auch für die Therapie der Tuberkulose anbahnen, läßt sich noch nicht übersehen (s. S. 34).

Trotz aller Zurückhaltung, die uns die tragische Erfahrung ROBERT KOCHs mit dem Tuberkulin immer wieder lehrt, muß sich der Arzt, der sich mit der Tuberkulose beschäftigt, mit jedem neuen Tuberkuloseheilmittel auseinandersetzen. Er wird sich dabei bewußt sein, daß selbst dann, wenn sich alle Hoffnungen ganz erfüllen, der Tuberkulose damit allein nicht Einhalt geboten werden kann, wenn nicht die allgemeinen wirtschaftlichen und sozialen Voraussetzungen vorhanden sind, die erst ein solches Mittel zur vollen Wirkung bringen. Um die Last der Tuberkulose von uns zu nehmen, bleibt keine Möglichkeit ungenützt und kein Weg unbeschritten. Und so ist es nur zu verständlich, wenn die Tageszeitungen immer wieder die Entdeckung eines neuen Tuberkuloseheilmittels verkünden — die Welt wartet darauf!

Viele Ärzte gehen immer noch daran vorbei, daß über die interne und chirurgische Behandlung hinaus die Weckung der *seelischen Kräfte* den entscheidenden Impuls zur Gesundung gibt. Das Eingehen auf die jeweilige *Lebenssituation* des Tuberkulösen, der sich mit seinen Wünschen und Plänen ganz nach seiner Krankheit richten muß, erfordert viel Einfühlungsvermögen und soziales Verständnis, um dem Kranken Berater und Helfer zu sein in den schwierigen Lagen, wie sie die Eigenart der Tuberkulose für Beruf, Ehe und vieles andere nun einmal mit sich bringt. Der Gang der Tuberkulose wird von der gesamten *Haltung des Kranken* mitbestimmt. Wo die rechte Einsicht in den Ernst der Krankheit fehlt, ist der Arzt der berufene Erzieher in den Fragen der Lebensführung. Dabei ist es sicher wichtiger, einem Tuberkulösen in wenigen Worten zu sagen, was zu einem gesundheitsgemäßen Leben gehört, als durch tausend Verbote und Beschränkungen sein Dasein einzuengen und ihn zum Hypochonder zu machen, der noch jahrelang nach seiner Kur übergewissenhaft täglich seine Temperatur mißt, ängstlich jeden Luftzug und jede Anstrengung meidet und von einer ,,Sicherungskur'' auf die andere wartet.

Die Frage, ob ein Tuberkulöser *heiraten* darf, läßt sich nicht allgemein beantworten, da nicht nur der Lungenbefund, sondern auch die Persönlichkeit des Kranken, sein Alter und seine gesamten Lebensumstände zu berücksichtigen sind. Solange die Lungentuberkulose aktiv, insbesondere offen ist, muß der Arzt seinem Patienten von der Eheschließung unbedingt abraten, auch dort, wo gegenwärtig keine einschränkenden gesetzlichen Vorschriften bestehen, da der Ehegatte und

vor allem die zu erwartenden Kinder dauernder Ansteckungsgefahr ausgesetzt
sind. Bei einem stabilisierten Prozeß kann dagegen das Eingehen der Ehe für den
Mann eine wesentliche Sicherung seiner gesamten Lebensführung bedeuten. Die
Erfahrung zeigt, daß er sich bei Erkrankungen eher schonen kann als die Frau,
die ständig durch den Haushalt belastet ist, ganz abgesehen von der Möglichkeit
eines Wiederaufflackerns ihrer Tuberkulose durch eine Schwangerschaft. Bei der
schwierigen Abgrenzung, wann eine Tuberkulose noch als aktiv anzusehen ist
(z. B. bei noch bestehendem Pneumothorax), wird man sich immer nur von Fall
zu Fall entscheiden können. Ganz besondere Zurückhaltung ist bei der Ehe-
beratung geboten, wenn der Tuberkulöse noch nicht das 25. Lebensjahr erreicht
hat und die notwendige wirtschaftliche Grundlage fehlt.

Nicht nur in den Fragen der Eheschließung, sondern auch in einer *Ehescheidung*
wird bei Tuberkulose gelegentlich die Stellungnahme des Arztes eingeholt. Ehescheidung kann nach §§ 46, 47 des neuen Eherechtes (Gesetz Nr. 16 der Alliierten
Kontrollbehörde, Kontrollrat, vom 20. 2. 1946) von einem Ehegatten begehrt
werden, wenn der andere an einer schweren anstreckenden oder ekelerregenden
Krankheit leidet und ihre Heilung oder die Beseitigung der Ansteckungsgefahr in
absehbarer Zeit nicht erwartet werden kann. In den Fällen der §§ 44—46 kann
die Ehe nicht geschieden werden, wenn das Scheidungsbegehren sittlich nicht
gerechtfertigt ist. Dies ist in der Regel dann anzunehmen, wenn die Auflösung
der Ehe den anderen Ehegatten außergewöhnlich hart treffen würde. Ob dies der
Fall ist, richtet sich nach den Umständen, namentlich auch nach der Dauer der
Ehe, dem Lebensalter der Ehegatten und dem Anlaß der Erkrankung. Nach
unseren Erfahrungen wird der Antrag auf Scheidung wegen anstreckender fortgeschrittener Lungentuberkulose oder Lupus mit schweren Entstellungen nur selten
und dann bisher nur von Männern mit tuberkulösen Frauen, nicht aber umgekehrt
von der Frau eines tuberkulösen Mannes gestellt! Der Arzt wird sich in seiner
Entscheidung weniger von dem wirtschaftlichen Vorteil des Gesunden leiten lassen
als von dem nachteiligen seelischen Einfluß auf seinen Patienten, dessen Lebens-
erwartung zudem an sich meist schon recht begrenzt sein wird.

Hier soll auch eine Stellungnahme zu dem vielumstrittenen Thema: *darf der
Tuberkulosekranke rauchen?* nicht umgangen werden. Das Rauchen ist für keinen
Menschen gesundheitsfördernd, am allerwenigsten für einen Kranken. Also wird
der Arzt auch dem Tuberkulösen, soweit er nicht schon von selber das Rauchen
einstellt, davon abraten. Wie steht es aber praktisch mit dem Rauchverbot?
Offen gesagt: es wird von der Mehrzahl weder daheim noch in der Heilstätte inne-
gehalten! Es erscheint mir deshalb angemessener, dem Kranken, der nicht die
Kraft aufbringt, davon zu lassen, Gelegenheit zu geben, in bestimmten Räumen
oder im Freien zu rauchen, so daß die übrigen Patienten nicht belästigt werden.
Bei der langen Dauer der stationären Behandlung, die der Tuberkulose nun einmal eigen ist und die ganz anders bewertet werden muß als ein kurzfristiger
Krankenhausaufenthalt, habe ich mit diesen ketzerischen Gedanken bessere Erfahrungen gemacht, als ich sie in Anstalten beobachtete, wo strengstes Rauchverbot herrschte, das doch nicht befolgt wurde und zwischen Arzt und Patienten
zu einem Kleinkrieg führte, der kein Ende nahm. Für die Auffassung, einen Offentuberkulösen wegen Rauchens aus der Anstalt zu entlassen — und dahin muß ja
schließlich das wiederholte Überschreiten solcher Paragraphen der Hausordnung
führen — wird keiner Verständnis haben können, der die Auswirkungen solcher
Maßnahmen überdenkt. Alle erfolgversprechenden Bemühungen, das Rauchen in
den Heilstätten ganz abzustellen oder zum mindesten auf ein vernünftiges Maß
herabzudrücken, setzen allerdings voraus, daß der Arzt selber in allen Räumen, die
den Kranken dienen, das Rauchen unterläßt.

Der Übergang von der Tuberkulose*infektion* zur Tuberkulose*krankheit* vollzieht sich so allmählich, daß ihr Beginn kaum jemals exakt festzulegen ist. Noch weniger läßt sich die Richtung, in der die Tuberkulose geht, im voraus erkennen. Wir wissen aber, daß die fortgeschrittene Tuberkulose nicht immer aufzuhalten ist. Daraus folgt, daß die *Behandlung nicht frühzeitig genug* einsetzen kann, und das bedingt wieder *frühzeitiges Erfassen* der Tuberkulose in ihren ersten Anfängen! Dies ist die *Aufgabe des Arztes in der Praxis und in der Fürsorge*, die hier nur angedeutet sei. Von dieser Leistung hängt das Ergebnis der Tuberkulosebehandlung zu einem entscheidenden Teil ab! Wenn sich auch bei etwa einem Fünftel aller Lungentuberkulösen der ungünstige Ausgang trotz Früherfassung und Frühbehandlung nicht aufhalten läßt, bleibt uns doch noch übergenug an lohnender Arbeit und Mühe, um einer großen Zahl von Kranken das Leben zu erhalten und damit zugleich die Weiterverbreitung der Tuberkulose einzudämmen. Umfassende Maßnahmen zur *Verhütung und Bekämpfung der Tuberkulose* setzen eine Neuordnung und Festigung unserer gesamten Lebensverhältnisse voraus. Die gegenwärtigen Erschwerungen und Einschränkungen, vor allem der Mangel an Nahrungsmitteln, Wohnraum, Betten, Arzneien und ärztlichem Gerät, dürfen aber nicht Anlaß sein, von der klaren Forderung abzugehen, *die offene Tuberkulose geschlossen zu machen und die geschlossene Tuberkulose geschlossen zu halten!* Gelingt es Deutschland nicht, die Tuberkulose wieder in ihre Schranken zu verweisen, werden Rückwirkungen auf die übrige Welt nicht ausbleiben!

Es gibt heute kein spezifisches Heilmittel gegen die Tuberkulose! Aber alles, was bei dem Kranken eine Steigerung seiner Abwehrkraft herbeiführt, kann zu einem individuellen Heilmittel werden! Das kann ebenso eine planmäßig durchgeführte hygienisch-diätetische Kur, eine Reizbehandlung, ein Pneumothorax wie ein plastischer Eingriff sein. Wesentlich ist immer die Lenkung der Lebensführung und das Freimachen der seelischen Kräfte durch den Arzt des Vertrauens. Jeder Organismus spricht auf einen Reiz auf seine Art an, und es ist verständlich, daß sich nicht jedes Mittel für jeden Kranken eignet. Daher kommt es bei dem Ablauf der Tuberkulose, deren Gesetze wir noch nicht genügend überschauen, so oft zu der widersprechenden Bewertung irgendeiner Behandlungsart. Was dem einen hilft, schlägt bei dem andern nicht an, und begierig greift der enttäuschte, gar zu gern zu neuem Glauben bereite Kranke zu einem andern „Heilmittel", das ihm angepriesen wird, und erhofft von ihm das Wunder der Wendung. Hier den rechten Weg zu weisen und je nach dem Charakter des Krankheitsgeschehens die beste Wahl zu treffen — das ist die Kunst des guten Arztes!

IV. Anzeigestellung und Wege der operativen Behandlnng der Lungentuberkulose.

Die Zunahme der Erkrankungen an Lungentuberkulose verlangt eine Steigerung unserer ärztlichen Bemühungen, die erkannte Tuberkulose zur Ausheilung zu bringen. Über die bewährten hygienisch-diätetischen und medikamentösen Maßnahmen der *konservativen Behandlung* hinaus, die eine Aktivierung der vorhandenen individuellen Abwehrkraft anstreben, ist jedesmal zu entscheiden, ob auch die *operative Behandlung* heranzuziehen ist, die als Kollapstherapie die Allgemeinbehandlung durch örtliche Einwirkung auf den Krankheitsherd unterstützt. Wenn man den Begriff der Anzeigestellung so faßt, daß sie die kritische Auseinandersetzung über die Frage ist, ob im jeweiligen Krankheitsfall eine bestimmte Behandlungsart *notwendig* und *möglich* ist, ergibt sich für die operative Therapie der Lungentuberkulose eine Reihe von Gesichtspunkten, die vor dem Einsetzen der Behandlung besonders sorgfältig zu prüfen sind, wenn nicht den Kranken und ihren Angehörigen umsonst Hoffnungen erweckt und die aufgewendeten Mühen und Mittel vergeblich sein sollen.

Notwendig wird die aktive Behandlung der Lungentuberkulose dort, wo konservative Maßnahmen allein nicht zum Ziel führen. Das wird im allgemeinen dann der Fall sein, wenn es sich um *offene Tuberkulosen* handelt, bei denen röntgenologisch Kavernen und bakteriologisch Tuberkelbacillen nachgewiesen sind. Hierzu gehören ferner die klinisch offenen Formen, bei denen zwar der Auswurf bacillenfrei ist, die Röntgenuntersuchung, vor allem das Schichtbild, aber eindeutig Zerfall von Lungengewebe aufdeckt. Bakteriologisch und röntgenologisch *geschlossene Tuberkulosen* sollten so lange nicht Gegenstand der Kollapstherapie sein, bis nicht die geeigneten konservativen Maßnahmen erschöpft sind. Ausnahmen kann es im Einzelfall geben. So ist z. B. bei Schwangeren mit frischen Infiltraten die Pneumothoraxbehandlung auch schon vor der nachgewiesenen Einschmelzung anzuraten, um namentlich die jüngere tuberkulöse Frau sicherer über die gefährdete Zeit des Puerperiums hinwegzubringen. *Fakultativ offene Tuberkulosen*, bei denen nur ab und zu Tuberkelbacillen im Auswurf zu finden und röntgenologisch keine Zerfallsherde festzustellen sind, werden wie geschlossene Tuberkulosen immer erst für längere Zeit konservativ behandelt.

Möglich ist eine erfolgreiche Kollapstherapie nur dann, wenn bestimmte Voraussetzungen gegeben sind, die im folgenden aufgezeigt werden sollen, da hierüber noch manche Unsicherheit besteht.

Die Ausbreitung der Tuberkulose als Seuche wird ebenso wie ihre individuelle Prägung als Krankheit wesentlich bestimmt durch die Kräfte der Umwelt. Krieg und Zusammenbruch haben unsere Lebensbedingungen so von Grund auf gestört, daß eine Rückwirkung auf die Tuberkulose nicht ausbleiben konnte. Der Tuberkelbacillus, dessen Virulenz sich kaum geändert haben wird, trifft in diesen Jahren im Organismus des unzureichend Ernährten und seelisch Erschütterten auf ein weit geringeres Maß an Abwehrkraft und kann sich daher viel leichter ansiedeln und an Boden gewinnen. In den eng belegten Wohnungen und Lagern, in unseren Fürsorgen und Heilstätten treten heute die exsudativen, rasch fortschreitenden Formen gegenüber den mehr chronischen Tuberkulosen, denen man oft genug noch Einhalt gebieten kann, ständig mehr in den Vordergrund. Der Charakter der tuberkulösen Erkrankungen ist durchweg ernster geworden und dementsprechend muß unsere Anzeige zur operativen Behandlung vorsichtiger und zurückhaltender sein. Jeder Eingriff in den tuberkulösen Körper verlangt ausreichende Reserven an körperlicher und seelischer Widerstandsfähigkeit. Wo diese nicht vorhanden sind und auch nicht ausgeglichen werden können, wird auch die beste Operation nicht zum Erfolg führen. Sind aber die erforderlichen Voraussetzungen gegeben, muß es trotz aller zeitbedingten Erschwerungen möglich gemacht werden, daß auch die aktive Therapie, dem Einzelgeschehen sorgfältig angepaßt, neben der Allgemeinbehandlung eingesetzt wird.

Die *Lungenkollapstherapie* ist in den letzten fünf Jahrzehnten so weit entwickelt, daß ihre Indikationen heute ziemlich fest umrissen sind. Es wird immer Grenzfälle geben, bei denen man sich für oder gegen einen operativen Eingriff entscheiden kann. Für die überwiegende Zahl der Tuberkulosekranken ist aber heute der Behandlungsweg vorgezeichnet. Es wird hier versucht, für die Auswahl der Tuberkulösen, die sich für die Kollapstherapie eignen, *allgemeine Richtlinien* zu geben. Ganz bewußt ist dabei auf komplizierte Herz- und Lungenfunktionsprüfungen verzichtet, deren Wert keineswegs verkannt wird, wenn man die Technik und den Umfang der Operation festlegen will. Der klinische Gesamteindruck wird aber immer den Ausschlag geben! Allerdings soll man sich hierbei nicht allzusehr auf sein „Gefühl" verlassen, um keine Überraschungen zu erleben. Für die kritische Beurteilung braucht auch dieses Gefühl, ohne das man nicht Chirurg sein kann, gesicherte Unterlagen, um zu wissen, was man dem Kranken zumuten darf. Es handelt sich hier um eine an sich grobe Einteilung, die sich aber in vieljähriger Erfahrung als praktisch brauchbar erwiesen hat. Es lassen sich dadurch Anzeigestellungen, die von vornherein nicht zum Erfolg führen können, vermeiden und die Kranken werden nicht unnötig Gefahren und Enttäuschungen ausgesetzt. Trotzdem werden auch nach dieser Vorprüfung bei dem wechselvollen Ablauf einer Erkrankung wie der Tuberkulose unvorhergesehene Ausgänge niemals ganz ausbleiben können. Davor bewahrt uns aber auch nicht die exakteste Untersuchung der Atmungs- und Kreislaufleistung! Die hier angegebene schematisierte Zusammenfassung der einzelnen Faktoren, die für die Indikation zur operativen Behandlung der Lungentuberkulose entscheidend sind, und ihre Beziehungen zu den Erfolgsaussichten bedarf keiner weiteren Erläuterung (Tabelle 5). Man kann jeden Tuberkulosekranken, bei dem ein Eingriff vorgesehen ist, nach diesem *Gerüst*, das zum planvollen Aufbau der Indikation dienen soll, sehr einfach überprüfen. Von dem Überwiegen der günstigen oder der nicht günstigen Momente hängt die Vorentscheidung ab. Nach dieser Auslese wird der Vorschlag zur operativen Behandlung an den Lungenchirurgen weitergegeben. Dieser trifft die letzte Entscheidung und trägt damit auch die Verantwortung! Wer nicht selber operiert, überschätzt leicht die Möglichkeiten der aktiven Behandlung und stellt die Indikationen zu weit, während der Chirurg aus seinen eigenen guten und schlechten Erfahrungen heraus die Grenzen operativen Handelns klarer überblickt.

Die praktische Anwendung dieser „genormten" Indikationsstellung führte zu folgender *Einteilung der offenen Lungentuberkulose:*

Gruppe A.

Einseitige kavernöse Lungentuberkulosen mit einer Zerfallshöhle bis zu Hühnereigröße oder mit einem System von kleinen Kavernen; keine oder nur vereinzelte Herde auf der Gegenseite.

Lebensalter zwischen 25 und 50 Jahren, guter Gesamtzustand, Erholungsfähigkeit, Körperwärme nur wenig erhöht, Auswurf gering, Blutsenkung mäßig beschleunigt (Einstundenwert nicht über 40 mm).

Gruppe B.

Überwiegend einseitige kavernöse Lungentuberkulosen mit überhühnereigroßer Zerfallshöhle oder mit einem System von größeren Kavernen; Herdbildungen auf der Gegenseite ohne Zerfall.

In diese Gruppe gehören ferner alle Kranken der Gruppe A, bei denen die therapeutische Beeinflussung der Tuberkulose erschwert ist durch ein Lebensalter unter 25 oder über 50 Jahren, unzureichende Erholungsfähigkeit, reichlichen Auswurf, erhöhte Körperwärme, anhaltend hohe Blutsenkung (Einstundenwert über 40 mm), stärkere Beteiligung der Pleura (Schwarten, Ergüsse), extrapulmonale Tuberkulose (Darm, Kehlkopf, Nieren!) sowie nichttuberkulöse Nebenkrankheiten und Schwangerschaft.

Gruppe C.

Doppelseitige kavernöse Lungentuberkulosen. In diese Gruppe gehören ferner alle Kranken der Gruppe B, bei denen eine Lunge in ganzer Ausdehnung befallen ist oder Kavernen in mehreren Lappen vorhanden sind oder die Herdbildungen auf der Gegenseite beginnenden Zerfall zeigen.

Die meisten Erfolge bei aktivem Vorgehen sind verständlicherweise bei Gruppe A zu erwarten, während Gruppe C schon viele Tuberkulosen umfaßt, bei denen operative Behandlung zu spät kommt. Gruppe B

Tabelle 5.

Gerüst für die Anzeigestellung zur operativen Behandlung der Lungentuberkulose.

Name: .... Untersuchungstag: ....

Erfolgsaussichten: *günstig*	Entscheidende Faktoren	Erfolgsaussichten: *nicht günstig*
gefestigt, einsichtig	*Persönlichkeit*	labil
vertrauensvoll	*Einstellung zur Operation*	schwankend, drängend
belastungsfähig	*Äußerer Eindruck*	belastungsfähig?
25—50 Jahre	*Lebensalter*	unter 25 Jahre; über 50 Jahre
gut	*Allgemeinzustand* (Gewicht: Größe)	herabgesetzt; Adipositas
gut, ausreichend	*Erholungsfähigkeit* (Gewichtszunahme)	zögernd, unzureichend
nicht oder nur wenig erhöht	*Körperwärme* bei fortlaufender Messung	Fieber, Fieberschübe, Schweiße
unter 40 mm	*Blutsenkung* (Einstundenwert)	über 40 mm
geringe Linksverschiebung	*Weißes Blutbild*	starke Linksverschiebung
ungestört	*Kreislauf und Atmung*	gestört (Anzeichen von Cyanose, Dyspnoe, Dekompensation u. a.)
unter 90 Schläge, gleichmäßig	*Ruheminutenpuls* bei fortlaufender Messung	über 90 Schläge; wechselnd
mäßig hoher Anstieg und schneller Abfall	*Blutdruck* nach Belastung	verzögerter oder fehlender Anstieg und Abfall; Absinken
über 2000 ccm	*Vitalkapazität*	unter 2000 ccm
über 20 Sek.	*Apnoische Pause*	unter 20 Sek.
frei ·	*Harn*	Eiweißtrübung, Sedimentbefund
langsam fortschreitend, Neigung zur Stabilisierung	*Grundcharakter und Verlaufsrichtung der Tuberkulose*	rasch fortschreitend, nicht ausreichend stabilisiert
weniger als 5 Jahre	*Krankheitsdauer der offenen Tuberkulose*	mehr als 5 Jahre
unter Hühnereigröße	*Kavernengröße*	über Hühnereigröße
mehr lateral	*Kavernenlage*	mediastinal; hilusnahe
unter 30 ccm	*Auswurfmenge* in 24 Stunden	über 30 ccm
frei oder geringe Streuung	*Gegenseite:* a) tuberkulöse Herdbildung	stärkere Herbildungen, die aktive Behandlung erfordern
frei	b) Pleuraspalt (Pneumothoraxversuch!)	verschwartet
keine	*Nebenerkrankungen*	extrapulmonale Tuberkulose: Kehlkopf (Heiserkeit!), Darm (Durchfälle!), Nieren u. a.; Asthma, Emphysem, Diabetes, Schwangerschaft u. a.

Zutreffendes ist zu unterstreichen!

vereinigt erfahrungsgemäß die Mehrzahl der Patienten auf sich. Ihr Schicksal hängt davon ab, ob sie mehr zu der Gruppe A oder zu der Gruppe C hinneigen. Die Ergebnisse in den einzelnen Gruppen lassen sich dann übersichtlich zusammenfassen, wie das Beispiel der Tabelle 6 zeigt.

Tabelle 6. *Einteilung der offenen Lungentuberkulose.*
Beispiel einer Statistik zur Beurteilung des Behandlungserfolges.
[Beitr. Klin. Tbk. **100**, 1 (1944).]

Gruppe A				Gruppe B				Gruppe C			
		Erfolg				Erfolg				Erfolg	
Nr.	Name	ja	nein	Nr.	Name	ja	nein	Nr.	Name	ja	nein
1	Schulz, Herb.	/		1	Behlert, Max	/		1	Holz, Erna		/
2	Meier, Helene	/		2	Donner, Fritz		/	2	Schubert, Paul		/
57	A-Fälle . . .	49	8	99	B-Fälle . . .	59	40	91	C-Fälle. . . .	22	69
	Erfolg . . .	86 0%				59 6%				24,2%	

Gesamterfolg bei 247 Kranken: 130 (52,6%)

Ein *Erfolg* wird bei der Behandlung der kavernösen Lungentuberkulose dann festzustellen sein, wenn im Auswurf bei wiederholten Untersuchungen, auch bei Anreicherung, keine Tuberkelbacillen mehr nachweisbar sind und wenn gleichzeitig die röntgenologische Untersuchung keinen Zerfall von Lungengewebe mehr erkennen läßt. Das Ergebnis nach Abschluß der Behandlung bezeichnet man als *Anfangserfolg*. Von einem *Dauererfolg* wird man frühestens 2 Jahre später, mit ausreichender Sicherheit aber erst 5 Jahre nach beendeter Behandlung sprechen können. Der Begriff der *Heilung* ist bei der Eigenart der Tuberkulose besser überhaupt nicht zu verwenden (Abb. 8).

Wichtiger, als für die einzelnen Formen der Tuberkulose die jeweils geeigneten operativen Eingriffe festzulegen, erschien es, in dieser Übersicht allgemeine Richtlinien für die Kollapstherapie vorzuschlagen, um immer wieder darauf hinzuwirken, daß bei jedem Tuberkulosekranken an Stelle des vielfach unsicheren Tastens ein *folgerichtiger Behandlungsplan mit klaren Indikationen* aufgestellt wird.

Der *Pneumothorax* ist vorerst immer noch der erste Schritt der Kollapstherapie. Ohne Pneumothoraxversuch kein plastischer Eingriff! An diesem allgemeinen Grundsatz ist weiterhin festzuhalten, mag auch der Erfahrene im Einzelfall einmal bei einer stärker verschwarteten Tuberkulose mit größerer Zerfallshöhle den Umweg über einen voraussichtlich ungenügend wirksamen Pneumothorax vermeiden und sich gleich zur Plastik entschließen.

Wenn auch die Pneumothoraxbehandlung nicht so eingreifend wie die Operationen auf den tuberkulösen Organismus einwirkt, treffen auch hierfür unsere allgemeinen Erwägungen grundsätzlich zu. Der Pneumothorax eignet sich durchaus nicht für jeden Offentuberkulösen und vermag auch nicht die hemmungslos fortschreitende Tuberkulose aufzuhalten. Besonders erfolgreich sind die Luftnachfüllungen bei einschmelzenden Infiltraten und bei produktiven Ober- und Mittelgeschoßtuberkulosen mit kleineren und mittleren Kavernen, solange die Pleura und das Gesamtbefinden noch nicht wesentlich beteiligt sind. Wenn sich aber ein Tuberkulöser in schlechtem Allgemeinzustand befindet, nicht an Gewicht zunimmt und noch andere ungünstige Momente hinzukommen, wird der Erfolg auch schwerlich mit dem Pneumothorax — ganz zu schweigen vom doppelseitigen Pneumothorax — zu erreichen sein. Auch bei frischen hochfieberhaften exsudativen Tuberkulosen ist trotz aller Anerkennung der Frühbehandlung anzuraten, vor der Pneumothoraxanlage erst eine gewisse Erholung unter Ruhebehandlung abzuwarten, da man sonst unerwünschte Reaktionen mit Exsudatbildung und neuen Schüben erleben kann.

Andererseits muß der *Versuch, einen Pneumothorax anzulegen,* in jedem geeigneten Fall unternommen werden, auch wenn Vorgeschichte und Röntgenbild (Spitzenschwielen, Interlobär- und Zwerchfellschwarten, Mediastinalverziehungen) auf vorausgegangene Rippenfellentzündungen hindeuten. Selbst der erfahrene Facharzt kann nicht mit Sicherheit voraussagen, ob und in welchem Umfang Verwachsungen vorhanden sind. Nicht selten kommt trotz überstandener feuchter Pleuritis ein wirksamer Pneumothorax zustande. Man versucht die Anlegung zweckmäßig an einem Tage nacheinander an drei Stellen, die sich immer wieder bewährt haben: zunächst in der vorderen Achsellinie im Bereich des 3.—5. Zwischenrippenraumes; dann seitlich unterhalb des Schlüsselbeins und schließlich hinten im Raum zwischen Wirbelsäule und Schulterblattwinkel. Bei negativem Ergebnis kann man diesen Versuch noch einmal nach einigen Tagen wiederholen. Weitere Punktionen (oft 10—15 und mehr!) sind wertlos, schmerzhaft und gefährlich (Luftembolie!). Von ambulanten Pneumothoraxanlegungen in der Wohnung des Kranken oder im Sprechzimmer des Arztes ist im allgemeinen abzuraten, da peinliche Zwischenfälle auf die Dauer kaum ausbleiben und der Patient, der dem kleinen Eingriff keine besondere Bedeutung beilegt, sich gewöhnlich nicht genügend schont. Zweckmäßiger ist es, den Beginn der örtlich angreifenden Pneumothoraxtherapie mit der Heilstättenkur, die auf den gesamten Organismus einwirkt, zu verbinden. Erst dann, wenn sich die Pneumothoraxbehandlung eingespielt hat, ausreichende Stabilisierung erreicht wurde und die fast immer vorhandenen kollapshindernden Verwachsungen beseitigt sind, ist die ambulante Fortsetzung der Nachfüllungen am Platze. Die Forderung, daß nur der Lungenfacharzt oder der Internist die Pneumothoraxbehandlung durchführen, läßt sich bei der heute so schwierigen Versorgung der Pneumothoraxträger nicht aufrechterhalten. Doch gehören die Nachfüllungen unbedingt in die Hand eines erfahrenen Arztes, der nicht nur die Technik beherrscht, sondern auch die Komplikationen kennt und mit der Deutung des Röntgenbildes vertraut ist.

Zur *Technik der Pneumothoraxbehandlung* noch einige Bemerkungen. Ob man als Gerät für das Einfüllen der atmosphärischen Luft den *Pneumothoraxapparat* nach HARTMANN, GRASS, LADEBECK oder ein anderes feuchtes oder trockenes System und bei den *Nadeln* die Kanülen nach SAUGMAN, DENEKE oder ein anderes Modell wählt, ist eine Frage der Erfahrung und Gewohnheit, gegenwärtig auch der Beschaffungsmöglichkeit[1]. Zu empfehlen sind für die Praxis der handliche, transportable Apparat nach GRASS und die etwas abgestumpften, seitlich geöffneten DENEKE-Nadeln in Verbindung mit dem FRANKschen Schnepper zum Öffnen der Haut. Die Füllungen werden gewöhnlich in *Lagerung* auf der Gegenseite ausgeführt, obwohl die Füllung in Rückenlage theoretisch besser begründet ist, weil sich hierbei ein bewegliches Mediastinum weniger verschiebt und Überblähungen leichter verhindert werden. Anlage und Nachfüllungen macht man heute allgemein ohne örtliche Betäubung. Stark hustende Patienten erhalten zuvor Codein, Dicodid oder ein anderes Narkoticum. Die gefürchtete *Luftembolie*, mit der auch der Erfahrene unter einigen Tausend Nachfüllungen immer einmal rechnen muß und die bei sachgemäßem Vorgehen nicht als Kunstfehler zu bewerten ist, wird ebenso wie das meist harmlose *Hautemphysem* am ehesten vermieden, wenn man Form und Ausdehnung des Pneumothoraxraumes kennt und weiß, wo die Lunge sicher von der Brustwand abgelöst ist, so daß die eingeführte Nadel im freien Pleuraraum liegt und einwandfrei den Manometerausschlag überträgt. Luftembolien pflegen nicht aufzutreten, wenn einmal in das lockere Lungengewebe hineingefüllt wird, sondern viel eher dann, wenn man mit der Nadel in der verschwarteten Pleura umhertastet und dabei ein Gefäß ansticht. Glücklicherweise gehen solche Zwischenfälle meist ohne besonderes Zutun gut aus. Sicher wirkende Gegenmaßnahmen gibt es nicht. Versucht werden: sofortiges Herausziehen der Nadel, extreme Beckenhochlagerung, künstliche Atmung, Aderlaß, Lobelin, Coffein, Strophanthin und andere Atmung und Kreislauf belebende Mittel. Laufende *Röntgenkontrolle* (Lungenkollaps, Verwachsungen, Herde auf der Gegenseite, Überblähung, Exsudat) ist bei der Pneumothoraxbehandlung unerläßlich! Jeder nicht sicher bekannte Pneumothorax muß vor der Nachfüllung unbedingt durchleuchtet werden. Ab und zu tritt einige Zeit nach einer Anlage oder Füllung Kurzatmigkeit auf. Das ist fast immer das Zeichen für einen *Spontanpneumothorax*. Entweder ist infolge der vermehrten Spannung an einer schwachen Stelle (Emphysemblase, Tuberkuloseherd) ein Einriß entstanden, oder man hat mit der Nadel die Lunge verletzt. Ringt der Kranke unter zunehmender Cyanose nach Luft, ist sofort abzusaugen, notfalls mit einfacher Spritze und Kanüle. Bei leichteren Formen beschränkt man sich zunächst auf einmaliges Ablassen von einigen Hundert Kubikzentimetern Luft und wartet zu. Bildet sich ein Ventilpneumothorax, bleibt nur wiederholtes Absaugen und das Einlegen einer Dauerkanüle übrig.

---

[1] KLEESATTEL - St. Andreasberg hat in Zusammenarbeit mit der Firma Dräger & Heerhorst - Göttingen unter Anwendung neuzeitlicher technischer Erfahrungen einen leicht transportablen *Pneumothoraxapparat* entwickelt, der sich dadurch auszeichnet, daß er ohne Flüssigkeit und ohne zerbrechliche Gläsröhren, Mehrwegehähne und Behälter jederzeit zum Füllen und Absaugen verwendet werden kann.

Menge, Druckwerte, Abstände und Dauer der Nachfüllungen sind immer noch abhängig von sehr unterschiedlichen persönlichen Anschauungen. Ohne hier auf alle Richtungen einzugehen, sei für die überwiegende Zahl der Pneumothoraxpatienten folgendes Schema angegeben:

Anlegung des Pneumothorax bei negativem Druck (etwa ---6 —3) mit Einfüllung von 200—500 ccm Luft (Enddruck etwa —4 —2). Erste, zweite und dritte Nachfüllung in Abständen von je 3 Tagen mit 200 bis 500 ccm Luft; vierte und folgende Nachfüllungen in 8tägigen Abständen mit 300—600 ccm. Über 800 ccm braucht man kaum jemals hinauszugehen. Nach einem Vierteljahr Abstände allmählich von 8 auf 14 Tage erweitern. Nach einem Jahr Abstände von 2 auf 3 Wochen hinausziehen. Nach 2—3 Jahren Nachfüllungen in Abständen von 3 bis 6 Wochen.

Viele Pneumothoraxträger werden zu häufig (z. B. nach 3 Jahren noch alle 8 Tage!) und mit zu großen Luftmengen (zuweilen 1000 ccm und mehr!) gefüllt. Das wirkt sich leicht ungünstig aus (Exsudatbildung, Überblähung mit Kreislaufstörungen, Streuherde auf der Gegenseite u. a.). Die kurzfristigen Termine bedeuten zudem für viele Kranke nach der Entlassung erhebliche körperliche und zeitliche Beanspruchung, wenn die Nachfüllstellen weit entfernt sind. Für die ambulanten Füllungen haben sich die Nachmittags- und Abendstunden am besten bewährt, weil der Kranke, besonders wenn er schon berufstätig ist, dann anschließend ruhen kann. Als Durchschnittsdauer für die Unterhaltung eines Pneumothorax wurde früher meist ein Zeitraum von 2 bis 3 Jahren angegeben. Unter den gegenwärtigen Umständen wird man gut tun, die Nachfüllungen darüber hinaus noch 1—2 Jahre weiterzuführen, weil unzureichende Ernährung und körperliche Belastung nach frühzeitigem Aufgehen des Pneumothorax zu einem Wiederaufflackern der noch nicht sicher zur Ruhe gekommenen Herde führen können.

Pneumothoraxexsudate sind niemals ganz zu vermeiden. Es ist aber kein Zweifel, daß unsachgemäße Durchführung und ungenügende Schonung derartige Ergüsse begünstigen. *Mit dem Punktieren soll man sehr zurückhaltend sein!* Das gilt überhaupt für alle Pleuraexsudate bei der Tuberkulose. Allzu frühe, allzu häufige und allzu ausgiebige Entleerungen fördern die Neubildung des Exsudates und führen dann zu neuen Punktionen, während bei der abwartenden Behandlung der Entzündungsreiz gewöhnlich nach einigen Wochen abklingt und viele Ergüsse von selbst zurückgehen. Übergroße Exsudate mit Verdrängungserscheinungen, wochenlang anhaltendes hohes Fieber und verzögerte Resorption sind auch heute noch die wesentlichen Indikationen für die Pleurapunktion bei Tuberkulose.

Bei einer *doppelseitigen Lungentuberkulose* gilt als Regel, den Pneumothorax zuerst auf der schwerer erkrankten Seite zu versuchen! Oft ist es möglich, den Pneumothorax beiderseits anzulegen und mit gutem Ergebnis durchzuführen. Noch häufiger aber bleibt die doppelseitige Pneumothoraxbehandlung stecken und muß als erfolglos aufgegeben werden. Besonders ist dies immer wieder festzustellen bei den symmetrisch angeordneten hämatogenen Tuberkulosen mit Zerfall in beiden Spitzen- und Obergeschossen, wenn der Prozeß schon älter ist und deutlich Cirrhose zeigt. Auch durch Thorakokaustik kann der Pneumothorax wegen der flächenhaften Verwachsungen dann vielfach nicht ausreichend vervollständigt werden. Andererseits lassen sich auch frische doppelseitige exsudative Tuberkulosen, wie sie heute namentlich bei Jugendlichen beobachtet werden, nicht immer günstig beeinflussen, weil das dicht infiltrierte Lungengewebe keine Neigung zum Kollaps hat. In solchen Fällen bleibt dann nichts anderes übrig, als den doppelseitigen Pneumothorax als unwirksam aufzugeben und sich anderen Behandlungsverfahren zuzuwenden oder zur konservativen Therapie zurückzukehren.

Erweist sich eine Pneumothoraxanlegung auf der schwerer erkrankten Seite als nicht möglich, darf man sich nicht damit zufrieden geben, ohne klaren Behandlungsplan den Pneumothorax auf der leichter erkrankten Seite zu versuchen, was meist keine Schwierigkeiten bereitet. Der Kranke ist dann zwar für eine Zeitlang mit seinem „Stützpneumothorax" glücklich. Die Tuberkulose in der anderen Lunge bleibt aber gewöhnlich unbehandelt und schreitet durch die Mehrbelastung von der anderen Lunge her nur noch um so schneller fort. Allein richtig ist folgende Überlegung. War bei doppelseitiger Tuberkulose der Pneumothoraxversuch auf der Seite mit dem schwereren Befund vergeblich, ist erst zu entscheiden, ob die aktive Behandlung beider Lungen erforderlich und durchführbar ist und ob der Kranke sich damit einverstanden erklärt. Trifft dies alles nicht zu, unterbleibt die Pneumothoraxanlegung auch auf der Gegenseite und der Patient führt seine Kur konservativ weiter. Ein schlecht indizierter Pneumothorax schadet dem Kranken und dem Arzt! Daß hierbei zumeist menschliche Erwägungen mitbestimmend sind, wird nicht verkannt. Man sollte aber die Pneumothoraxbehandlung, die vorerst noch das wichtigste Heilmittel der offenen Tuberkulose ist, mit solchen zwangsläufig sich ergebenden Mißerfolgen nicht belasten. Sie ist außerdem als Methode ut aliquid fiat zu gefährlich (Exsudate, Empyeme, Verschwartungen, Spontanpneumothorax, Luftembolien!) und auf die Dauer zu kostspielig, besonders wenn die Aufbringung der Mittel Schwierigkeiten bereitet. Erweist sich eine Pneumothoraxbehandlung nach längerer Zeit als unwirksam, etwa weil flächenhafte Verwachsungen (durch Thorakoskopie bestätigt) einen ausreichenden Kollaps nicht zulassen oder weil die Tuberkulose unaufhaltsam fortschreitet, sind die Nachfüllungen aufzugeben. Der Kranke hängt verständlicherweise an seinem Pneumothorax, weil er seine ganzen

Erwartungen darauf gesetzt hat. Man wird daher in solchen Fällen nicht plötzlich, sondern allmählich die Abstände zwischen den Nachfüllungen erweitern, die Luftmengen verringern und schließlich den Pneumothorax ganz eingehen lassen. Das ist in der Praxis nicht immer ganz einfach und erfordert vom Arzt viel Takt und Geschick. Aber er dient damit der Reinhaltung der Indikation für jene Tuberkulösen, die den Pneumothorax brauchen, ihn aber ablehnen, weil die Ergebnisse bei anderen Kranken sie wenig ermutigen. Hin und wieder wird die Frage aufgeworfen, ob man einen Kranken, der die Pneumothoraxbehandlung ablehnt, deswegen sofort entlassen darf. Die Antwort kann nur verneinend lauten. Man wird die Kur zunächst konservativ fortführen, sie aber gleichzeitig befristen, wenn nach unserer heutigen Erkenntnis anzunehmen ist, daß unter den gegebenen Verhältnissen der Pneumothorax sicherer und schneller zum Erfolg führt. Der Patient darf vom Arzt zu einem Eingriff niemals über*redet* werden, sondern er soll, davon über*zeugt*, daß der vorgeschlagene Eingriff notwendig und richtig ist, vertrauensvoll folgen!

Die Wirksamkeit einer Pneumothoraxbehandlung läßt sich zumeist innerhalb von 4—8 Wochen annähernd übersehen. In dieser Zeit hat die mehr oder weniger kollabierte Lunge die Form angenommen, die sie dann für die Dauer der weiteren Nachfüllungen im wesentlichen beibehält. Ergibt die Röntgenuntersuchung einen unvollständigen Pneumothorax oder bleibt der Auswurf unverändert positiv, ist die *Thorakoskopie* angezeigt, wenn nötig mit anschließender Absetzung der kollapshindernden Verwachsungen. Die *Thorakokaustik* verbessert die Aussichten unwirksamer Pneumothoraxbehandlung so außerordentlich, daß es eine schwere Unterlassung ist, diesen Eingriff bei eindeutigen Verwachsungen nicht rechtzeitig anzuwenden. Man sieht heute gar nicht so selten Kranke, die seit Jahr und Tag nachgefüllt werden, aber nicht bacillenfrei geworden sind. Die Verwachsungen warten in vielen Fällen geradezu auf die Strangdurchtrennung, die dann oft schon nach kurzer Zeit die Tuberkelbacillen im Auswurf zum Verschwinden bringt. •Auch die Thorakokaustik hat natürlich ihre Grenzen, die respektiert sein wollen. Man kann' im. allgemeinen nur ausgezogene, d. h. deutlich vom Lungengewebe abzugrenzende Anheftungen lösen. Der Versuch, auch ausgedehnte flächenhafte Verwachsungen anzugehen, führt gelegentlich zum Erfolg, leider aber zuweilen trotz vieler Mühe zu unzureichendem Ergebnis und zu schwerwiegenden Komplikationen (Blutungen, Lungenperforationen, Empyemen), die dann die Kaustik in Mißkredit bringen. Auch hier wird die Erfahrung das richtige Maß diktieren. Sowie man erkennt, daß starke Verwachsungen vorliegen, die sich in der Hauptmasse nicht absetzen lassen, bringt auch die Wegnahme isolierter Stränge, das Einkerben unwesentlicher Pfeiler und das unvollständige Ablösen in der Schicht der Fascia endothoracica keine Entscheidung. Es ist besser, den Lungenkollaps dann nicht zu erzwingen, sondern die Kaustik rechtzeitig abzubrechen, wenn man sich nicht schon von Anfang an auf die Thorakoskopie beschränkt hat. Gleichzeitig ist zu überlegen, ob es überhaupt Wert hat, den Pneumothorax fortzuführen, und ob es nicht zweckmäßiger ist, einen anderen Behandlungsweg einzuschlagen.

Der *Oleothorax*, d. h. der Ersatz von Luft oder Exsudat in der Pleurahöhle durch Öl oder Paraffin, kann heute bei dem Mangel an diesen Stoffen häufig nicht angelegt werden. Öle unsicherer Herkunft und Beschaffenheit darf man nicht anwenden, weil man ihre Einwirkung auf die Pleura nicht kennt. Wo Jodipinöl, Olivenöl, Mohnöl und Sesamöl oder besser noch Paraffinum liquidum zur Verfügung stehen, ist auf sorgfältige Sterilisierung zu achten. Einwandfreie Erhitzung auf 180° für mindestens 20 Min. bietet hierfür ausreichende Gewähr. Die erforderliche Ölmenge schwankt zwischen 200—400 ccm. Die Anlegung eines intrapleuralen Oleothorax kommt nur dann in Frage, wenn ein wirksamer Pneumothorax vorzeitig einzugehen droht. Angezeigt ist der Oleothorax bei Zerfallshöhlen im Ober- und Mittelgeschoß, die günstig beeinflußt wurden durch einen erfolgreichen Pneumothorax, der mindestens mehrere Monate bestanden hat und von unten her verschwartet. Alle anderen Anwendungsformen des antisymphysären Oleothorax sind unzuverlässig in ihrem Erfolg und daher mit allergrößter Zurückhaltung zu gebrauchen. Ist ein unwirksamer Pneumothorax durch Ergänzungsoperationen nicht zu verbessern, bleibt nur die Wahl, einen plastischen Eingriff vorzunehmen oder konservativ weiterzubehandeln, statt durch eine gewagte Ölfüllung die Möglichkeit von Komplikationen (Mischinfektionen, Durchbruch) zu vergrößern.

Die *operative Zwerchfellähmung* hat nach ihrem Höhepunkt etwa um das Jahr 1930 herum an Bedeutung für die Behandlung der Lungentuberkulose verloren und wird heute weit weniger angewendet. Auf ihre richtige Indikation beschränkt, leistet sie dabei Vorzügliches. Sogenannte hilusnahe Kavernen, die bei genauer Röntgenuntersuchung (Queraufnahmen!) zumeist in der Spitze des Unterlappens lokalisiert werden können (Abb. 17) und oft der Pneumothoraxbehandlung trotzen, sprechen auf die Zwerchfellähmung gewöhnlich sehr gut an. Weniger sicher ist die Wirkung auf andere Unter- und Mittelgeschoßprozesse. Aber hier kann die Zwerchfellähmung gelegentlich zur Unterstützung des unvollständigen Pneumothorax herangezogen werden, ganz besonders dann, wenn dieser sich infolge Exsudatbildung in zunehmender Verschwartung befindet und größere Kavernen nicht bestehen. Obergeschoßerkrankungen dagegen werden heute nicht mehr mit der Zwerchfellähmung behandelt, weil diese sich hierbei allzu oft als unwirksam erwiesen hat und die an sich schon eingeengte Atemfläche noch mehr einschränkt. Stärkere Verwachsungen der Gegenseite und Zwerchfellschwarten bilden wegen der zu befürchtenden Kurzatmigkeit namentlich bei älteren Patienten eine Gegenindikation. Ob man bei der operativen Zwerchfellähmung der Exairese, die im allgemeinen einen Dauerzustand herbeiführt, den Vorzug gibt, oder der Quetschung, Durchschneidung, Vereisung oder Alkoholinjektion, die nur eine vorübergehende Lähmung für einige Wochen oder Monate hervorrufen sollen, in manchen Fällen allerdings doch zu einem bleibenden Ausfall führen, hängt von dem jeweiligen Befund ab. Bei unsicherer Wirkung ist jedenfalls stets die temporäre Ausschaltung des Phrenicus angezeigt, um nicht eine irreparable Schädigung zu setzen. In letzter Zeit ist man in verschiedenen Heilstätten dazu übergegangen, die operative Zwerchfellähmung mit dem *Pneumoperitoneum* zu verbinden, wenn sich die Pneumothoraxbehandlung wegen Pleuraschwarten nicht durchführen läßt oder wenn ein plastischer Eingriff nicht zum Ziel geführt hat. Die Dauererfolge dieser in einzelnen Fällen auch bei größeren Mittel- und Obergeschoßkavernen zunächst recht eindrucksvollen Therapie bleiben abzuwarten.

Zur Anlegung des *Pneumoperitoneums* führt man bei dem liegenden Kranken eine Pneumothoraxnadel in die freie Bauchhöhle und füllt mit dem Pneumothoraxapparat 400—1000 ccm Luft ein. Als Einstichstelle war bisher die linke Unterbauchgegend (Verbindungslinie zwischen Nabel und Darmbeinstachel) üblich. Neuerdings wird die Mittellinie etwa 2 cm oberhalb des Nabels bevorzugt, weil hier die Bauchfascie mit dem Bauchfell ohne dazwischenliegende Muskelschichten fest verwachsen ist. Um irgendwelche Verletzungen möglichst zu vermeiden, wird entweder die DENEKE-Nadel oder die Spezialkanüle nach VERESS verwendet. Man sticht die Nadel zunächst nur durch die Haut und öffnet dann kurz den Hahn des Pneumothoraxapparates, um die Luft in der Nadel unter Überdruck zu setzen. Sowie die Nadel beim weiteren Vorführen das Bauchfell durchstoßen hat, fließt die Luft ab und verteilt sich in der Bauchhöhle. Gleichzeitig sinkt der Überdruck im Manometer, und die Füllung kann beginnen. So ausgiebige und charakteristische Manometerschwankungen wie beim Pneumothorax lassen sich beim Pneumoperitoneum nicht feststellen. Die Nachfüllungen werden zunächst in Abständen von einigen Tagen, dann alle 1—3 Wochen stationär, später auch ambulant vorgenommen. Jede Tuberkulose erfordert individuelle Anpassung und Abstufung des Verfahrens.

Zur Kollapstherapie im bisherigen Sinne (Gewebsentspannung von außen her) gehört die jetzt zu besprechende *Kavernensaugdrainage* nicht. Ihr Prinzip besteht in der kontinuierlichen Absaugung von Luft und Sekret aus der drainierten Kaverne, bis deren Höhle nach Verschluß des Ableitungsbronchus verödet. Die 10jährige Erfahrung mit der Saugdrainage nach MONALDI hat gezeigt, daß dieser notwendige Verschluß des Bronchus bei sehr vielen Kranken nicht zustande kommt. Auch dort, wo er eingetreten ist, kann er nach längerer oder kürzerer Zeit wieder verlorengehen und die Kaverne öffnet sich wieder. Die Saugdrainage verlangt eine sehr sorgfältige Indikationsstellung. Das wird bei diesem Verfahren, das an sich einfach ist und daher leicht zur

Anwendung verleitet, leider nicht immer genügend berücksichtigt; besonders dann, wenn man dem Wunsche des Patienten, einen plastischen Eingriff zu umgehen, nachgibt. Es bleibt dann nicht nur der Erfolg aus, sondern es kann auch zu anhaltenden Fistelbildungen kommen. Voraussetzung ist zunächst eine vollständige Verschwartung beider Pleurablätter. Wo noch Resthöhlen bestehen, darf man wegen der Infektionsgefahr für die Pleura keine Kavernenpunktion vornehmen, sondern muß zuvor die Pleuraverklebung durch einen entzündlichen Reiz herbeiführen. Uns hat sich hierfür Talkum in Traubenzucker gelöst am besten bewährt. Man kann mit der Saugdrainage erfolgreich nur Kavernen angehen, die isoliert, d. h. in möglichst wenig erkranktem Gewebe liegen. Die besten Erfolge ergaben bisher die frischeren *mechanischen* Kavernen, das sind an sich kleine eingeschmolzene Infiltrate, die aber durch Stauung der Atemluft infolge des ventilartigen Bronchusverschlusses weit über ihre Größe hinaus gedehnt werden. Die älteren *biologischen* Kavernen, bei denen die Gewebszerstörung der röntgenologisch erkennbaren Kavernengröße tatsächlich entspricht, lassen sich nicht so gut beeinflussen, weil ihre starre Wandung dem Zuge des negativen Druckes weniger nachgibt. Die Saugdrainage ist keine Methode, die sich für die breite Anwendung eignet, wenn sie auch dort, wo die Voraussetzungen gegeben sind — etwa als Vorbehandlung der Thorakoplastik bei größeren Kavernen oder zum Verschließen von Restkavernen nach Plastik — im Einzelfalle einmal einen ausgezeichneten Erfolg unter größtmöglicher Schonung des Lungengewebes herbeiführen kann (Abb. 26 und S. 104).

An plastischen Eingriffen stehen uns bei der Lungenkollapstherapie heute die *Thorakoplastik*, die *Plombierung* und die *Pneumolyse* zur Verfügung. Die Plombierung als selbständiger wie als unterstützender Eingriff hat ihre Aufgaben in zunehmendem Maße an die Pneumolyse abgegeben. Durch diese Operation, bei der durch Schaffung einer extrapleuralen Höhle nach Art des intrapleuralen Pneumo- oder Oleothorax ein wirksamer Lungenkollaps herbeigeführt werden kann, ist die Anzeige zur operativen Behandlung der Lungentuberkulose wesentlich erweitert worden. Pneumolyse und Plombierung, die das Brustwandgefüge nicht sehr verändern, belasten Atmung und Kreislauf verhältnismäßig wenig und können daher oft dort noch vorgenommen werden, wo die Thorakoplastik nicht mehr am Platze ist. Sie lassen sich auch doppelseitig anwenden, was bei der Thorakoplastik, von Sonderfällen abgesehen, allgemein nicht in Frage kommt. Für alle drei Verfahren gilt als Vorbedingung, daß der Versuch, einen Pneumothorax anzulegen oder eine wirksame Pneumothoraxbehandlung durchzuführen, ebensowenig zum Ziele führte wie die konservative Therapie. Die Thorakoplastik läßt sich auch über dem noch bestehenden Pneumothorax vornehmen, während

Plombierung und Pneumolyse die völlige Verwachsung beider Pleurablätter wenigstens im Obergeschoß verlangen. Ein- oder zweizeitiges Vorgehen bei der Operation, Beginn mit einer vorderen oder hinteren Sitzung, Art der Technik, Umfang der Rippenresektionen, Kombination von Plastik mit Pneumolyse oder Plombierung, nachfolgende Ölfüllung der extrapleuralen Höhle — das alles hängt ab von der Lage und der Größe der Kaverne, von der Erkrankung der Gegenseite, vom Allgemeinzustand, kurz von *allen* Faktoren, die für jeden Tuberkulosekranken, bei dem ein plastischer Eingriff notwendig ist, immer besonders abgewogen werden müssen, nachdem sie zuvor nach dem angegebenen „Gerüst" abgeschätzt sind (Tabelle 5).

Im Vordergrund der lungenchirurgischen Behandlung steht die *Thorakoplastik*. Ihre Hauptdomäne ist die ältere Kaverne bei der produktiv-cirrhotischen Oberlappentuberkulose, die das akute Stadium überwunden hat und sich stabilisiert. An der mehr oder weniger stark ausgeprägten Verziehung der Trachea und an der Einengung der oberen Rippen erkennt man zumeist die einsetzende Schrumpfung, die gelegentlich allein schon zu einer Ausheilung führt (Spontanplastik), gewöhnlich aber nicht weiterkommt, weil die mechanische Behinderung durch die Rippen nicht überwunden werden kann. Hier wirkt die Plastik mit der Mobilisierung der Brustwand durch die Fortnahme der Rippen entspannend, so daß ein ausreichender Kollaps ermöglicht wird. Je größer die Kaverne und je mehr medial sie liegt, desto schlechter werden die Erfolgsaussichten für die Plastik, weil durch Abdrängung in den „toten Winkel" des paravertebralen Raumes die gefürchtete Restkaverne übrigbleibt, die schwer zu beeinflussen ist. Wann eine Plastik und wann eine Pneumolyse angezeigt ist, läßt sich nicht ganz scharf abgrenzen. Im allgemeinen wählt man für die Pneumolyse frischere, weniger verschwartete und tiefer im Obergeschoß gelegene Tuberkulosen aus. Große wandständige Kavernen sind wegen der Gefahr des Durchbruchs eine Gegenindikation. Die Eigenart der Thorakoplastik, daß sie nicht wie Pneumolyse und Plombierung der Verwendung körperfremder Stoffe — Paraffin oder Öl oder sei es nur Luft, wie beim extrapleuralen Pneumothorax — bedarf, ist gerade in der Gegenwart als wesentlicher Vorzug zu schätzen. Die Plastik erfordert nach der Entlassung des Kranken aus der stationären Behandlung außer der fortlaufenden Röntgenkontrolle keine besonderen Maßnahmen. Bei der Pneumolyse und Plombierung drohen dagegen auch bei anfänglich gutem Erfolg von seiten der kollapserhaltenden Medien immer noch Gefahrenmomente (Pleurainfektion, Durchbruch) und die damit behandelten Kranken sind in ihrer Überwachung in viel stärkerem Maße an den lungenchirurgisch erfahrenen Arzt gebunden. Dies macht sich schon bei der Unterhaltung des extrapleuralen Pneumothorax nach Pneumolyse in der ambulanten

Praxis bemerkbar. Es wird in der gegenwärtigen Zeit mit all ihren Schwierigkeiten in der Beschaffung von Medikamenten, Verbandstoffen, Spezialapparaten und -instrumenten und vielen anderen Notständen in der ärztlichen Versorgung (häufiger Arztwechsel, erschwerte Anreise, Mangel an Betten u. a.) unser Bestreben sein müssen, jedes operative Verfahren mit den vorhandenen Mitteln so durchzuführen, daß auch die Nachbehandlung möglichst einfach ist und nicht durch Komplikationen zu neuen Eingriffen Anlaß gibt. So wird man sich heute, wenn bei einem Kranken Thorakoplastik und Pneumolyse in gleicher Weise in Frage kommen, eher für die Plastik entscheiden.

Die Entwicklung der *Lungenchirurgie* ist noch nicht abgeschlossen. Die gegenwärtigen Bemühungen gehen vor allem um die Ausschaltung der Spitzenkavernen auf der Grundlage der von SEMB angegebenen Apikolyse. Auch die *offene Kavernenbehandlung* bietet hier und dort Erfolgsmöglichkeiten und ist von MAURER-Davos erneut in Angriff genommen worden (S. 104). In der *Lobektomie*, der Entfernung ganzer Lungenlappen, wie in der Lungenresektion hat man in letzter Zeit, namentlich in den USA., auch für die Tuberkulose neue Verfahren entwickelt, die vorerst aber einigen wenigen Kliniken vorbehalten sind und nur unter besonderen Bedingungen im Einzelfall, nicht aber als Methode der Wahl allgemeine Bedeutung erlangen können.

Die gegenwärtige Behandlung der Lungentuberkulose vereint auf hygienisch-diätetischer Grundlage die chemische und physikalische Reiztherapie der inneren Medizin mit den chirurgischen Eingriffen der Kollapstherapie und muß auf die Persönlichkeit des Kranken und seine Lebenssituation abgestimmt sein. Die Erfolge sind um so besser, je frühzeitiger es gelingt, die Tuberkulosekranken zu erfassen. Statt des Schlagwortes „Die Tuberkulose ist heilbar!" sagen wir heute weniger anmaßend und mit mehr Berechtigung:

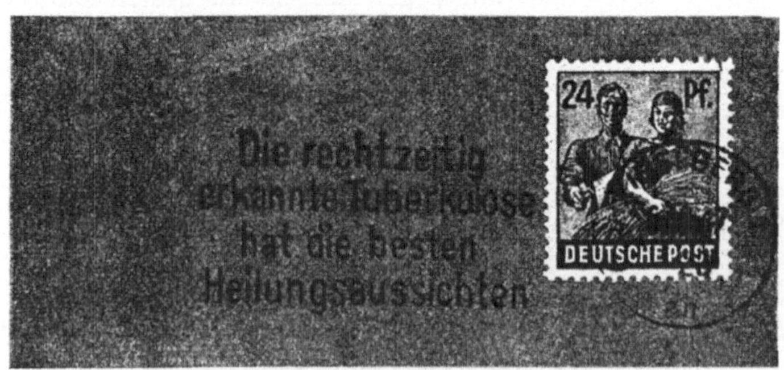

Literatur.

(Auswahl von neueren deutschen Tuberkulosearbeiten, die zum Weiterstudium besonders geeignet sind.)

ALEXANDER, H.: Differentialdiagnostische Bilder zur Lungentuberkulose, Teil I u. II. Praktische Tuberkulosebücherei, Heft 28/29. Leipzig 1941 u. 1943.

— Gestaltungsfaktoren der tuberkulösen Lungenkaverne. Zbl. Tbk.forsch. **56,** 1 (1943).

— HUEBSCHMANN, LANGEBECKMANN, MICHELSSON, G. SCHRÖDER u. SCHULTE-TIGGES: Die Tuberkulose des Menschen. Leipzig 1939.

AMSCHLER, H.: Segmentäre Innervation der Lungentuberkulose. Referat auf der Tuberkulosetagung der Dtsch. Gesdh.verw. der sowj. Besatzungszone. Berlin 15.—17. April 1948.

ANTHONY: Funktionsprüfung der Atmung. Leipzig 1937.

ASSMANN: Das Frühinfiltrat. Erg. Tbk.forsch. **1**,115 (1930).

AUERSBACH: Zur Einführung der CALMETTE-Impfung in Deutschland. Ärztl. Wschr. **1946**, 314.

BACMEISTER: Der diagnostische Untersuchungsgang zur Feststellung der aktiven Lungentuberkulose, 3. Aufl. Leipzig 1942.

Bayerisches Statistisches Landesamt, Die Tuberkulose in Bayern. Bericht über die Arbeit der Tuberkulose-Fürsorgestellen in Bayern im Jahre 1947. Heft 144 der Beiträge zur Statistik Bayerns. München 1948.

BEER, A. G.: Über eine neuartige Möglichkeit der Beeinflussung pulmonaler Blutungen. Med. Klin. **1948**, 56.

BEITZKE: Über die angeborene tuberkulöse Infektion. Erg. Tbk.forsch. **7**, 1 (1935).

BESSAU: Die Fütterungstuberkulose vom klinischen Standpunkt aus. Öff. Gesdh.-dienst B **6**, 330 (1940/41).

BIELING: Experimentelle Untersuchungen über Immunität bei Tuberkulose. Erg. Tbk.forsch. **10**, 237 (1941).

BOCHALLI: Die Geschichte der Schwindsucht. Praktische Tuberkulosebücherei, Heft 24. Leipzig 1941.

— Die Geschichte der Tuberkulose (Manuskript); Tbk.arzt **1948**, 527.

BÖHM, F.: Der aktuelle Stand der Forschung über die neuen Chemotherapeutica gegen die Tuberkulose. Dtsch. med. Wschr. **1946**, 128; **1948**, 679,

BÖHME, WM.: Die cutane artifizielle Superinfektion, ein gangbarer Weg aktiver Tuberkulosetherapie. Beitr. Klin. Tbk. **101**, 254 (1948).

BRAEUNING: Lungentuberkulose und Schwangerschaft. Leipzig 1935.

— Gilt noch die Lehre vom Frühinfiltrat? Z. Tbk. **81**, 355 (1939).

— Der Beginn der Lungentuberkulose beim Erwachsenen, 2. Aufl. Leipzig 1942.

— u. NEISEN: Die Prognose der offenen Lungentuberkulose. Tbk.bibl. **1933**, Nr 52.

BRAUER: Über den Lungenkollaps. Dtsch. med. Wschr. **1935**, 671.

— u. WOLF: Einführung in die Spirographie und Ergometrie. Beitr. Klin. Tbk. **94**, 504 (1940).

BREDNOW u. HOFMANN: Röntgenatlas der Lungenerkrankungen, 5. Aufl. Berlin u. Wien 1942.

BRIEST: Lungentuberkulose in Verbindung mit anderen Erkrankungen, ihre Häufigkeit und Behandlung. Praktische Tuberkulosebücherei, Nr 18. Leipzig 1937.

BRONKHORST u. DIJKSTRA: Das neuromuskuläre System der Lunge. Beitr. Klin. Tbk. **92**, 445 (1939); **94**, 445 (1940).

BRÜGGER: Erscheinungsformen der tuberkulösen Ersterkrankung der Lunge im späteren Schul- und Jugendlichenalter. Tbk.bibl. **1938**, Nr 66.

BRÜGGER u. a.: Die Tuberkulose des Kindes. Suttgart 1948.

BÜCHNER: Über angeborene Tuberkulose. Dtsch. Tbk.bl. **1939**, 225.

CARELLAS: Die postpleuritische Tuberkulose. Die Pleuritis exsudativa im Formen-
kreis. der Lungentuberkulose. Z. Tbk. **85**, 245 (1940).

DEIST: Die Bedeutung der Tuberkulose als Dienstbeschädigung für die Wehrmacht.
Beitr. Klin. Tbk. **93**, 341 (1939).

DIEHL: Das Erbe als Formgestalter der Tuberkulose. Tbk.bibl. **1941**, Nr 80.

— Tierexperimentelle Erbforschung bei der Tuberkulose. Beitr. Klin. Tbk. **97**,
331 (1942).

— Die Anlage zur Lungentuberkulose. Biol. Zbl. *66*, 345 (1947).

Die Tuberkulose. Ein Handbuch in fünf Bänden. Herausgeg. von BRAEUNING,
KAYSER-PETERSEN, KREMER, NICOL u. W. SCHMIDT. Bd. I. Allgemeine Bio-
logie und Pathologie der Tuberkulose, redigiert von H. BRAEUNING. Leipzig
1943. Inhalt: LANGE, BR.: Bakteriologie. Verbreitungsweise der Tuberkulose.
Tuberkuloseimmunität. Schutzimpfung. — WURM: Allgemeine Pathologie und
pathologische Anatomie. — ICKERT: Tuberkuloseimmunität. Re- und Superinfektion. Allergie. RANKEsche Lehre. — GRAFE: Stoffwechsel. — MELZER:
Seelisches Verhalten. — KLARE: Konstitution. — DIEHL: Erbe als Gestaltungsfaktor. — BEITZKE: Organdisposition. — ROLOFF: Lebensalter. — KAYSER-
PETERSEN: Umwelt. — NIEBERLE: Vergleichende Pathologie der. Tiertuber-
kulose.

DOMAGK: Der derzeitige Stand der Chemotherapie bakterieller Infektionen mit den
Sulfonamiden. Dtsch. med. Wschr. **1947**, 6, 71; Beitr. Klin. Tbk. **101**, 365 (1948).

DORN: Arbeitsbehandlung und Lungentuberkulose unter besonderer Berücksichtigung der Erfahrungen mit der Arbeitsheilstätte „Auf dem Bühl" in Schöm-
berg. Beitr. Klin. Tbk. **97**, 42 (1942).

DORNEDDEN: Aus der Tuberkulosestatistik. Dtsch. med. Wschr. **1939**, 896.

EBSTEIN, E.: Tuberkulose als Schicksal. Stuttgart 1932.

Ergebnisse der gesamten Tuberkuloseforschung. Herausgeg. von ASSMANN,
BEITZKE, BRAEUNING u. ENGEL. Bd. I—X. Leipzig 1930—1941.

GAUBATZ: Welche Operationsmethode erfüllt die Forderung nach Selektivbehand-
lung der Lungentuberkulose am vollkommensten? Beitr. Klin. Tbk. **96**, 501
(1941).

GAUPP, V.: Die Tuberkulose im Kindesalter. Ärztl. Wschr. **1946**, 202.

GERBERDING: Über das Problem der tuberkulösen Erstinfektion bei jugendlichen
Erwachsenen. Z. Tbk. **85**, 101 (1940).

GIESE, W.: Zur Pathogenese der Pleuritis exsudativa tuberculosa. Klin. Wschr.
1941, 1025.

— Die Pleuritis exsudativa. Dtsch. med. Wschr. **1944**, 465.

GILCH: Die Beseitigung von Abwasser aus Tuberkulosekrankenhäusern, Heilstätten
und Tuberkuloseabteilungen allgemeiner Krankenanstalten. Beitr. Klin. Tbk.
100, 61 (1944).

GLASER, W.: Unsere Erfahrungen mit der Paraffinplombe. Beitr. Klin. Tbk. **98**,
679 (1942).

GOTTSTEIN: Allgemeine Epidemiologie der Tuberkulose. Berlin 1931.

— Epidemiologie. Grundbegriffe und Ergebnisse. Leipzig u. Wien 1937.

GRÄFF: Die exogen stimulierte endogene Reinfektion der Tuberkulose in der
Begutachtung. Münch. med. Wschr. **1941**, 324.

GRAF, ADELBERGER, HEIN, KLEESATTEL, KREMER u. a.: Neuere Ergebnisse der
chirurgischen Behandlung der Lungentuberkulose. Verh. dtsch. Tbk.-Ges.,
Tagg. vom 8.—10. Okt. 1941 Baden-Baden. Beitr. Klin. Tbk. **97**, 479 (1942).

GRASS: Über Kavernenheilung durch Saugdrainage nach MONALDI. Z. Tbk. **84**, 1 (1940).

GREINEDER: Das Schichtbild der Lunge, des Tracheobronchialbaumes und des Kehlkopfes. Leipzig 1941.

GRIESBACH: Die Tuberkulosebekämpfung. 2. Aufl. Stuttgart 1948.

HACKER, G.: Die Reiztherapie der Lungentuberkulose. 2. Aufl. Stuttgart 1946.

HAGEMANN, P. K. H.: Fluorescenzfärbung von Tuberkelbacillen mit Auramin. Münch. med. Wschr. **1938**, 1066.

HASSELBACH: Vitamine und Tuberkulose. Erg. Tbk.forsch. **10**, 21 (1941). — Beitr. Klin. Tbk. **96**, 565 (1941).

HEIDEMANN: Erfahrungen mit Mikromethoden der Blutkörperchensenkungsreaktion. Dtsch. Tbk.bl. **1940**, 197.

HEIN-KREMER-SCHMIDT: Die Kollapstherapie der Lungentuberkulose. Leipzig 1938.

HEINEMANN-GRÜDER u. RÜHE: Der Arzt in der Wehrmachtsversorgung. Dresden u. Leipzig 1942.

HEISIG: Röntgenreihenphotographie. Beitr. Klin. Tbk. **93**, 353 (1939).

HERHOLZ, G.: Intrathorakale Lösung flächenhafter Verwachsungen beim inkompletten Pneumothorax. (Intrathorakale Pneumolyse.) Beitr. Klin. Tbk. **92**, 569 (1939); **93**, 695 (1939); **94**, 326 (1940).

— Stand und Ergebnisse der Tuberkuloseheilverfahren. Beitr. Klin. Tbk. **94**, 76 (1940).

HERRMANN, W.: Der Nachweis von Tuberkelbacillen mit dem Fluorescenzmikroskop. Dtsch. med. Wschr. **1938**, 1354.

HESSE, E.: Antibiotica gegen Tuberkelbacillen. Med. Klin. **1948**, 7.

HOFBAUER-FLATZEK: Der säkulare Epidemieverlauf der Tuberkulose. Z. Tbk. **70**, 34, 329 (1934). — Klin. Wschr. **1934**, 415.

HOHN: Ein neuer Einährboden zur Tuberkelbazillenkultur (Substrat 4) und ein einfacher Verschluß für die Eiröhrchen (KAPSENBERG-Kappe). Zbl. Bakter. usw. I Orig. **145**, 145 (1940).

HOLFELDER u. BERNER: Atlas des Röntgenreihenbildes des Brustraumes auf Grund der Auswertung von über 900 000 Röntgenreihenschirmbildern. Fschr. Röntgenstr. Suppl. **59** (1939). — Z. Tbk. **83**, 257 (1939).

HUEBSCHMANN, P.: Die Histogenese der Tuberkulose im Rahmen der allgemeinen Krankheitslehre. Stuttgart 1947.

ICKERT: Die zentralnervöse Steuerung des tuberkulösen Schubes. Med. Klin. **1942**, 73.

— Über HEADsche Zonen, MACKENZIEsche Druckpunkte und verwandte Reflexe bei Lungenerkrankungen. Ärztl. Wschr. **1947**, 737.

JANKER, R.: Leuchtschirmphotographie. Tbk.bibl. **1938**, Nr 69.

— Die Leuchtschirmphotographie in der Inneren Medizin. Zbl. inn. Med. **1941**, 617, 633.

KAISER, TH.: Lungenblutung und Wetter. Z. Tbk. **71**, 243 (1934).

KALBFLEISCH, H. H.: Hemmung hämatogener und bronchogener Tuberkuloseausbreitung in der menschlichen Lunge bei pleurogener Kontraktionsatelektase. Z. inn. Med. **1947**, 138.

— Über die Ausbreitung der chronisch-progredienten Lungentuberkulose des Menschen. Klin. Wschr. **1948**, 70.

— Segmentpathologie der Lungenphthise (im Druck).

KALKOFF, K. W.: Zur Entstehung der Halslymphdrüsentuberkulose. Beitr. Klin. Tbk. **101**, 22 (1947).

KAYSER-PETERSEN u. GRENZER: Fürsorgerische Beobachtungen über die Anfänge der Lungentuberkulose des Erwachsenen. Tbk. bibl. **1939**, Nr 70.

KAYSER-PETERSEN: Die Tuberkulose des Menschen. In GUNDEL, Die ansteckenden Krankheiten. 3. Aufl. Leipzig 1944.

KLARE: Die Diagnose der kindlichen intrathorakalen Tuberkulose. Praktische Tuberkulosebücherei, Heft 30. Leipzig 1944.

KLEESATTEL, H.: Extrapleuraler Pneumothorax und Oleothorax. Erg. Tbk.forsch. **9**, 453 (1939).

— Erfahrungen mit der Ölplombe. Beitr. Klin. Tbk. **99**, 446 (1943); Tbk.arzt **1948** (im Druck).

KLEINSCHMIDT, H: Die Tuberkuloseschutzimpfung nach CALMETTE. Dtsch. med. Wschr. **1948**, 105.

— O.: Die Eingriffe an der Brust und in der Brusthöhle. In KIRSCHNERS Allgemeine und spezielle chirurgische Operationslehre, Bd. III, S. 3. Berlin 1940.

KNIPPING: Über das sogenannte arterielle Sättigungsdefizit und die Auswertung der spirographischen Lungenfunktionsprüfung bei Herz- und Lungenkranken. Beitr. Klin. Tbk. **97**, 176 (1941); **98**, 102 (1942).

KNUTH: Über fluorescenzmikroskopische Untersuchungen des Mageninhaltes auf Tuberkelbacillen und ihre Bewertung gegenüber den anderen Untersuchungsmethoden. Beitr. Klin. Tbk. **96**, 258 (1941).

KOCH, O.: Tuberkulöse Erstinfektion und primäre Tuberkulose des Erwachsenen. Zbl. Tbk.forsch. **48**, 353 (1938).

— W.: In welchem Lebensabschnitt tritt der tuberkulöse Erstinfekt auf? Ärztl. Wschr. **1946**, 41.

KOELSCH, F.: Die meldepflichtigen Berufskrankheiten. 2. Aufl. Berlin-München 1947.

KOESTER, FR.: Beobachtungen über Vorkommen und Erscheinungsbild der tuberkulösen Erstinfektion im Jugendlichen- und frühen Erwachsenenalter. Z. Tbk. **84**, 147 (1940).

KREMER: Die Entwicklung der Lungentuberkulose des Erwachsenen. Praktische Tuberkulosebücherei, 2. Aufl., Heft 15. Leipzig 1943.

— u. RETZLAFF: Die Deutung des Röntgenschichtbildes der Lungenoberfelder (vergleichende Untersuchungen des pathologisch-anatomischen Befundes mit dem Röntgenschichtbild), 2. Aufl. Leipzig 1945.

KÜSTER, FR.: Welche Verbreitung hat die Mikro-Blutsenkung erlangt und welche Methode wird bevorzugt? Z. Kinderhk. **65**, 175 (1947).

KUTSCERA-V. AICHBERGEN: Die Behandlung der Tuberkulose mit lebenden Tuberkelbacillen. Beitr. Klin. Tbk. **89**, 708 (1937). — Klin. Wschr. **1944**, 566. — Ars medici (Ö.) **1947**, Nr. 4.

LANGE, BR.: Die individuelle natürliche Widerstandsfähigkeit als Gestaltungsfaktor der Tuberkulose unter besonderer Berücksichtigung ihrer erblichen Grundlagen. Erg. Hyg. usw. **18**, 123 (1936).

— Vorkommen und Verlauf der tuberkulösen Primärinfektion beim Erwachsenen. Z. Tbk. **78**, 145 (1937).

— Die Immunität bei der Tuberkulose. Beitr. Klin. Tbk. **93**, 381 (1939).

— Die Fütterungstuberkulose vom bakteriologisch-hygienischen Standpunkt aus. Öff. Gesdh.dienst B **6**, 331 (1940/41).

— u. LYDTIN: Experimentelle Untersuchungen zur Frage der Immunität gegen tuberkulöse Superinfektion. Z. Hyg. **110**, 209 (1929).

— u. THON: Das Ergebnis von Tuberkulinreihenprüfungen bei jugendlichen Erwachsenen; ein Beitrag zur Epidemiologie der Tuberkulose. Dtsch. med. Wschr. **1939**, 884.

— u. MUTSCHLER: Tuberkulinreihenprüfungen bei jugendlichen Erwachsenen, zugleich ein Beitrag zur Frage der Methodik der Tuberkulinprüfung. Tbk.-bibl. **1942**, Nr 84.

LANGE, L.: Besteht eine Ansteckungsgefahr, besonders mit Tuberkulose, bei Benutzung von Fernsprechgeräten? Reichsgesdh.bl. **1936**, 794.

LEMBERGER: Auswertung von Spätresultaten nach Oberlappenplombierung. Tbk.-bibl. **1941**, Nr 82.

— Der jetzige Stand der Kavernensaugdrainage. Dtsch. Tbk.bl. **1943**, 93.

LEMBKE u. RUSKA: Vergleichende mikroskopische und übermikroskopische Beobachtungen an den Erregern der Tuberkulose. I. Mitteilung: Der Stand der morphologischen Erforschung des Tuberkuloseerregers. Klin. Wschr. **1940**, 217.

LENZ: Ergebnisse der BCG-Schutzimpfung beim Menschen. Zbl. Tbk.forsch. **52**, 1 (1940).

LIEBERMEISTER: Vorkommen und Verlauf der tuberkulösen Primärinfektion des späteren Kindesalters und des Erwachsenen. Beitr. Klin. Tbk. **92**, 202 (1939).

— Die Tuberkulose als Allgemeinkrankheit. Tbk. bibl. **1939**, Nr 72. .

— Über Tuberkulose-Bakteriämie. Erg. Tbk.forsch. **10**, 187 (1941).

LOESCHCKE: Die tuberkulöse Spitzenbronchitis. Beitr. Klin. Tbk. **97**, 443 (1942).

LYDTIN: Das Frühinfiltrat. Zbl. Tbk.forsch. **30**, 513 (1929).

— Immunität und Schutzimpfung bei Tuberkulose. Klin. Wschr. **1930**, 2281.

— Die Frage der Auslese bei der Tuberkulose. Erbarzt **1934**, Nr 5 (Beil. zum Dtsch. Ärztebl. 1934).

— Lungentuberkulose als Indikationsgebiet. In: Richtlinien für Schwangerschaftsunterbrechung und Unfruchtbarmachung aus gesundheitlichen Gründen. Herausgegeben von der Reichsärztekammer. München 1936.

— u. a.: Zur Einführung der BCG-Schutzimpfung in Deutschland. Tbk.arzt **1947**, 46.

MALLUCHE: Die Sulfonamidtherapie der extrapulmonalen Tuberkulose. Med. Klin. **1947**, 314; Ärztl. Forsch. **1948**, 197.

MARKGRAF: Zur Frage des optimalen Zeitpunktes der Thorakokaustik. Beitr. Klin. Tbk. **99**, 578 (1943).

MEINICKE, BRÜHL u. FISCHER: Die Trockenblut-MTbR (Tr.MTbR) als Suchprobe auf Tuberkulose und Syphilis bei der Durchsuchung größerer Bevölkerungskreise. Klin. Wschr. **1940**, 674.

MELZER: Verbreitung und Statistik der Tuberkulose. Zbl. Tbk.forsch. **56**, 481 (1944).

MÖLLERS, B.: Die Tuberkelbacillen. In Handbuch der pathogenen Mikroorganismen von KOLLE-KRAUS-UHLENHUTH, 3. Aufl., Bd. V, S. 2. Berlin 1928. In FLÜGGES Grundriß der Hygiene, 11. Aufl. 1940.

MONCORPS u. KALKOFF: Vorläufige Ergebnisse einer Chemotherapie der Hauttuberkulose. Med. Klin. **1947**, 812.

MÜLLER, R. W.: Über die flüchtigen eosinophilen Lungeninfiltrate. Beitr. Klin. Tbk. **92**, 255 (1939).

— Zur Endoskopie der Kaverne. Beitr. Klin. Tbk. **95**, 108 (1940).

MÜSSEMEIER: Die Fütterungstuberkulose vom veterinärärztlichen Standpunkt aus. Öff. Gesdh.dienst B **6**, 332 (1940/41).

NICOL: Die Staublungenerkrankungen. Erg. inn. Med. **49**, 761 (1935).

NONNENBRUCH: Neuralpathologie. Ärztl. Wschr. **1947**, 1089.

PAGEL, M. u. W.: Ausgewählte Schriften zur Tuberkulosepathologie. Berlin 1928.

PARTENHEIMER: Die Behandlung Schwertuberkulöser am Tuberkulosekrankenhaus der Reichshauptstadt Berlin „Waldhaus Charlottenburg". Tbk.bibl. **1942**, Nr 83.

PERETTI: Wert des Tuberkulinkatasters bei Klein- und Schulkindern. Öff. Gesdh. dienst B **7**, 289 (1941).

— Fünfzehn Jahre Tuberkulinkataster bei Schulkindern. Dtsch. Tbk.bl. **1941**, 140.

PFAFF: Grundlagen und Ergebnisse meiner bisherigen Therapieforschung. Beitr. Klin. Tbk. **97**, 388 (1942).

PFAFFENBERG: Vitamine und Tuberkulose. Zbl. Tbk.forsch. **51**, 209 (1940).

— Frühkaustik und Sofortkaustik beim Pneumothorax. Dtsch. Gesdh.wes. **1946**, 234.

PFAUNDLER, VON: Über das Geschlechtsverhältnis bei frühem Erkranken und Sterben. Münch. med. Wschr. **1942**, 115.

PRIGGE u. DÖHMEN: Quantitative Untersuchungen über die Wirksamkeit von Alt-Tuberkulin (AT) und Gereinigtem Tuberkulin (GT). Beitr. Klin. Tbk. **100**, 225 (1944).

RANDERATH: Die Pathogenese der akuten allgemeinen Miliartuberkulose. Zbl. Tbk.forsch. **38**, 1 (1933).

RANKE: Primäraffekt, sekundäres und tertiäres Stadium der Lungentuberkulose. Arch. klin. Med. **119**, 201 (1916); **129**, 224 (1919).

REDEKER, FR.: Tuberkulöse Erstinfektion des Jugendlichen und des Erwachsenen. Zbl. Tbk.forsch. **47**, 403 (1938).

— Zum Beginn der Erwachsenenphthise und zum Begriff des MALMROS-HEDVALL-schen Initialherdes. Z. Tbk. **81**, 361 (1939).

— Probleme der Tuberkulosestatistik. Tuberculosis (D.) **18**, 46 (1942).

REHM, E.: „Insecticin", ein antibiotisch-bactericid wirkender Stoff aus Insekten. Klin. Wschr. **1948**, 120.

Reichs-Tuberkulose-Ausschuß, Berichte über die Geschäftsjahre von 1933/34 bis 1941/42. — Der Kampf gegen die Tuberkulose in Deutschland. Festschrift anläßlich der 11. Konferenz der Internationalen Vereinigung zur Bekämpfung der Tuberkulose, Berlin, 16.—20. Septbr. 1939, herausgeg. vom Generalsekretär Dr. H. GRASS: REDEKER: Die Tuberkuloseforschung im Rahmen der Entwicklung des naturwissenschaftlichen-medizinischen Denkens in Deutschland. — SEIFFERT: Geschichte der zentralen Organisation der Tuberkulosebekämpfung in Deutschland. — ULRICI: Die Entwicklung des Heilanstaltswesens zur Bekämpfung der Tuberkulose in Deutschland. — KAYSER-PETERSEN: Die Entwicklung der Tuberkulosefürsorge in Deutschland. — MÖLLERS: Die Bekämpfung der Tuberkulose durch die Gesetzgebung.

REHBERG, TH.: Welche Einteilung der Lungentuberkulose eignet sich am besten für praktische Zwecke der Statistik? Erg. Tbk.forsch. **7**, 59 (1935).

REINHARDT, E.: Beiträge zur Kenntnis der Lunge als neurovascularen und neuro-muskularen Organs nach Beobachtungen an der Lunge des lebenden Kaninchens. Virchows Arch. **292**, 322 (1934); Verh. Dtsch. Ges. Kreislaufforsch. **1935**, 173.

RICKMANN, L. u. SCHOENE: Können durch die Verfütterung von Abfällen aus Krankenanstalten Schweine tuberkulös infiziert werden? Z. Krkhs.wes. **1932**, 301.

RIMPAU u. STRELL: Abwasserprobleme der Heilstätten für Lungenkranke. Tbk.-arzt **1947**, 132.

RÖDIGER, E.: Klinische Erfahrungen mit „Gereinigtem Tuberkulin" (GT) bei Tuberkulosekranken. Med. Klin. **1948**, 237.

ROLOFF: Die späte tuberkulöse Erstinfektion bei afrikanischen Negern. Z. Tbk. **90**, 233 (1943).

— Tuberkulose-Lexikon für Ärzte und Behörden. Herausgeg. vom Reichs-Tuberkulose-Ausschuß. Leipzig 1943. 2. Aufl. (in Vorbereitung).

— Tuberkulose. In Naturforschung und Medizin in Deutschland 1939—1946. Für Deutschland bestimmte Ausgabe der „FIAT-Reviews of German Science". Wiesbaden 1948 (im Druck).

Roloff, Bochalli u. Steinmeyer: Die Prognose der Lungentuberkulose des Erwachsenen. Ref. auf der Tagg der Dtsch. Tbk.-Ges. Baden-Baden 8. bis 10. Okt. 1941. Beitr. Klin. Tbk. **97**, 415 (1942).

— u. Pagel: Zur Virulenz der Tuberkelbazillen bei der Lungentuberkulose. Beitr. Klin. Tbk. **72**, 685 (1929).

Rössle, R.: Tuberkulose. Beitr. Klin. Tbk. **96**, 1 (1941).

Rother, J.: Darmtuberkulose. Diagnose und Therapie unter besonderer Berücksichtigung der Röntgendiagnostik. Erg. Tbk.forsch. **8**, 251 (1937).

Roulet u. Brenner: Die Chemie des Tuberkelbacillus. Zbl. Tbk.forsch. **56**, 193 (1943).

de Rudder: Grundriß einer Meteorobiologie des Menschen. Wetter- und Jahreszeiteneinflüsse, 2. Aufl. Berlin 1938.

Sauerbruch: Stand und Kritik der operativen Behandlung der Lungentuberkulose und der Bronchiektasen. Arch. klin. Chir. **193**, 457 (1938). — Med. klin. **1947**, 384.

Scharl: Einiges zur Praxis der Thorakokaustik, „Frühkaustik" und „Thorakoskopie in jedem Falle". Beitr. Klin. Tbk. **100**, 32 (1944).

Scheller: Geschichte des Tuberkulose-Problems. Zbl. Tbk.forsch. **51**, 1 (1939).

Schmidt, P. G.: Symptomlose, nicht tuberkulöse Kavernen und Scheinkavernen mit besonderer Berücksichtigung der Lungencysten. Erg. Tbk.forsch. **10**, 111 (1941).

— Differentialdiagnose der Lungenkrankheiten mit besonderer Berücksichtigung der Tuberkulose. Tbk. bibl. **1942**, Nr 60.

— Die Pneumolyse und ihre Komplikationen. Beitr. Klin. Tbk. **101**, 59 (1947).

Schmincke: Gestaltungsfaktoren auf den Ablauf der menschlichen Lungentuberkulose. Beitr. Klin. Tbk. **86**, 540 (1935).

Schneider, P. P.: Fluoreszenzmikroskopie und Tuberkelbacillennachweis im Tuberkulosekrankenhaus. Z. Tbk. **84**, 139 (1940).

Schönfeld u. Menzel: Tuberkulose, Charakter und Handschrift. Brünn, Prag, Leipzig, Wien 1934.

Schrag: Ergebnis der Volksröntgenuntersuchung in Stuttgart bezüglich der Tuberkulose und Prüfung der Frage der Notwendigkeit der Volksröntgenuntersuchung im Krieg. Z. Tbk. **88**, 233 (1942). — Öff. Gesdh.dienst B **9**, 169 (1943).

Schröder, E.: Qualitätsdiagnose und Tuberkulosestatistik. Öff. Gesdh.dienst B **8**, 241 (1942).

— G. u. Obenland: Jahreszeiten, Wetter, Klima und ihr Einfluß auf den Verlauf der Tuberkulose. Erg. Tbk.forsch. **8**, 27 (1937).

Schuberth: Die Kavernensaugdrainage zur Behandlung tuberkulöser Lungenkavernen. Theorie, Technik, Ergebnisse. Tbk.bibl. **1941**, Nr 78.

Schulte-Tigges: Unspezifische und spezifische serologische Untersuchungsmethoden bei tuberkulösen Erkrankungen. Zbl. Tbk.forsch. **52**, 257, 353, 481 (1940).

— Neuere Ergebnisse der Atemfunktionsforschung. Zbl. Tbk.forsch. **54**, 1, 97 (1942).

Selter u. Weiland: Wie wird eine wirksame Tuberkuloseschutzimpfung des Menschen zu erreichen sein? Med. Klin. **1946**, 161; **1948**, 227.

Semb: Thorakoplastik mit extrafaszialer Apicolyse. Chirurg **9**, 81, 121 (1937).

— Lungenchirurgie. Wien u. Berlin 1944.

Siebeck, Schulz-Hencke u. v. Weizsäcker: Über seelische Krankheitsentstehung. Leipzig 1939.

Siebert, W. W.: Der Perkussionskurs, 2. Aufl. Leipzig 1943.

SIEBERTS, H.: Über periproktitische Abscesse und Analfisteln bei Lungentuberkulose. Tbk.bibl. **1947**, Nr 87.

SIMON, G.: Die tuberkulöse Gehirnhautentzündung. Beitr. Klin. Tbk. **93**, 285 (1939).

— Diagnostik und Klinik der Lungentuberkulose des Kindesalters. Beih. Arch. Kinderhk. **1940**, H. 23.

SIXT: Bemerkungen zu den MORO-Ergebnissen an einer Münchner Volksschule der Jahre 1924/25 und 1939/40. Münch. med. Wschr. **1940**, 1272.

SPERANSKY: Grundlagen einer Theorie der Medizin. Moskau u. New York 1935. Übersetzt ins Deutsche von K. R. VON ROQUES. Berlin 1948 (im Druck). Einführung: Med. Klin. **1947**, 749.

STAEMMLER, M.: Hat sich das anatomische Bild der Tuberkulose im Kriege gewandelt? Dtsch. med. Wschr. **1944**, 470.

STEINMEYER: Wehrdienstbeschädigung bei Lungentuberkulose und Lungenschüssen in Röntgenbildern. Praktische Tuberkulosebücherei, Heft 25. Leipzig 1940. — Dtsch. med. Wschr. **1941**, 292.

— Arbeitstherapie bei Lungentuberkulose. Schriftenreihe über ärztliche Sonderfürsorge für Schwerverwundete. Heft 4. Stuttgart 1944.

STEUDEL: Der Umsatz des Kalziums im Organismus des Erwachsenen. Med. Klin. **1947**, 142.

STURM, A.: Die Wirkung des Pneumothorax auf den vegetativ-nervösen Lungentonus. Med. Klin. **1946**, 33.

— Der Lungenkrampf. Dtsch. med. Wschr. **1946**, 201, 255; **1947**, 669.

— Neuromuskuläre Kavernenprobleme bei Lungentuberkulose. Dtsch. med. Wschr. **1947**, 347.

— Die Lungenblutung als vegetativ-nervöses Problem. Tbk.arzt **1948**, 263.

— Die klinische Pathologie der Lunge in Beziehung zum vegetativen Nervensystem. Stuttgart 1948.

SYLLA: Lungenkrankheiten einschließlich der Erkrankungen der oberen Luftwege und des Brustfells. Berlin u. Wien 1944.

THOMSEN: Zur Frage der Kavernensaugdrainagebehandlung. Dtsch. med. Wschr. **1947**, 327. — Tbk.arzt **1948**, 512.

TROCH, P.: Peteosthor zur Heilung von Tuberkulose. Niedersächs. Ärztebl. **1947**. — Med. Klin. **1947**, 740. — Tbk.arzt **1947**, 84, 106.

TURBAN, C.: Lebenskampf. Die Selbstbiographie eines Arztes. Praktische Tuberkulosebücherei, Nr 13. Leipzig 1935.

ULRICI: Über Röntgenreihenphotographie. Beitr. Klin. Tbk. **93**, 350 (1939).

— Vom Wesen der Tuberkulose. Klin. Wschr. **1941**, 1041.

— Standardisierung der Terminologie der Tuberkulose. Tuberculosis (D.) **18**, 59 (1942).

— Reinfektion, Superinfektion, Metastasierung und Exacerbation bei der Tuberkulose, ein Versuch der begrifflichen Klärung. Dtsch. Tbk.bl. **1943**, 161.

— Klinik der Lungentuberkulose, 3. Aufl. Berlin 1944. 4. Aufl. (in Vorbereitung).

VIERGUTZ, H. W.: Über Erfahrungen mit der COSTAschen Reaktion bei internen Erkrankungen im Vergleich mit der Blutkörperchensenkungsreaktion. Med. Klin. **1946**, 573; **1947**, 734; **1948**, 249.

WEBER, G.: Über erbliche Grundlagen der Tuberkulose-Disposition. Mschr. Kinderhk. **87**, 305 (1941). — Beitr. Klin. Tbk. **97**, 352 (1942).

WEISS u. SIEGFRIED: Die Behandlung der Lungentuberkulose mit Phrenicusquetschung in Verbindung mit Pneumoperitoneum. Tbk.arzt **1947**, 61.

WESSEL: Übermikroskopische Beobachtungen an Tuberkelbazillen vom Typus humanus. Z. Tbk. **88**, 22 (1942).

Wiese, O.: Lungencysten. Zbl. Tbk.forsch. **55**, 1 (1943).

Wolf, J. E. u. Narmont: Über ein einfaches und zuverlässiges Verfahren zum Nachweis von Tuberkelbacillen im Stuhl. Z. Tbk. **86**, 33 (1941). — Dtsch. med. Wschr. **1942**, 653.

Wolff, G.: Der Gang der Tuberkulosesterblichkeit und die Industrialisierung Europas. Tbk.bibl. Nr. 23. Leipzig 1926.

Wolff-Eisner: Zur Calmette-Guérinschen Impfung in Deutschland. Med. Klin. **1946**. 349.

Wulff, E.: Erfahrungen mit der Pneumoperitoneumbehandlung der Lungentuberkulose. Med. Klin. **1948**, 292.

Zoelch: Zur Frage der Heilstättenbehandlung tuberkulosekranker Säuglinge und Kleinkinder. Tbk.arzt **1947**, 25.

Tuberkulose und Krieg.

I. Weltkrieg 1914—1918.

Bussenius: Die Tuberkulose im Weltkriege. Handbuch der ärztlichen Erfahrungen im Weltkriege, Bd. 3. Leipzig 1921.

Hamel, C.: Die Zunahme der Tuberkulose während des Krieges und allgemeine Gesichtspunkte zu ihrer Bekämpfung. Z. ärztl. Fortbild. **1921**, 271.

Kirchner, M.: Die Zunahme der Tuberkulose während des Weltkrieges und ihre Gründe. Z. Tbk. **34**, 228 (1921).

Köhler, F.: Die Tuberkuloseforschung in den Kriegsjahren 1914—1919. Leipzig 1920.

Rabl, R.: Einfluß der Nachkriegsjahre auf den Tuberkuloseverlauf. Beitr. Klin. Tbk. **93**, 175 (1939).

Ranke, K. E.: Die Tuberkulosesterblichkeit in Bayern und München vor, während und nach dem Krieg. Z. Tbk. **34**, 272 (1921).

Redeker, Fr.: Zur Kriegsepidemiologie der Tuberkulose. Z. Tbk. **37**, 89 (1922).

II. Weltkrieg 1939—1945.

Blittersdorf, F.: Reaktivierung und akute Verschlechterung der Lungentuberkulose in und nach dem Kriege. Ärztl. Wschr. **1948**, 77.

Brecke, Fr.: Über Primärtuberkulosen bei Soldaten. Z. Tbk. **88**, 164 (1942).

Brügmann, E.: Die Bewegung der Tuberkulosesterblichkeit im I. und II. Weltkrieg und ihre Ursachen. Beitr. Klin. Tbk. **101**, 94 (1947).

Burkard: Tuberkulose und Krieg. Öff. Gesdh.dienst B **10**, 113 (1944).

Gaupp: Die Tuberkulose im Kindesalter. Ärztl. Wschr. **1946**, 202.

Giese, W.: Die Pleuritis exsudativa. Dtsch. med. Wschr. **1944**, 465.

Griesbach: Erfahrungen über die Röntgen-Reihenuntersuchungen der Flüchtlinge im Regierungsbezirk Schwaben. Med. Klin. **1946**, 451.

Gros, H.: Über die Bedeutung der massiven Erstinfektion bei der Tuberkulose im Adoleszentenalter. Med. Klin. **1947**, 283.

Gürich: Gegenwartsfragen zur Epidemiologie der Tuberkulose. Dtsch. med. Wschr. **1947**, 545.

— Zeitbedingte Unzuverlässigkeit der diagnostischen Tuberkulinprobe. Ärztl. Wschr. **1948**, 114.

Hillenberg: Über den Verlauf der Kindertuberkulose vor und nach dem Kriege. Dtsch. Gesdh.wes, **1946**, 405.

Ickert. Tuberkulosezahlen 1945/46, insbesondere für die extrapulmonale Tuberkulose. Med. Klin. **1947**, 96.

— Ernährung und Tuberkulose. Tbk.arzt **1947**, 121.

Jötten, K. W.: Der derzeitige Stand der Tuberkulose-Ausbreitung und Maßnahmen zu ihrer Bekämpfung. Münster 1947.

KAYSER-PETERSEN: Tuberkulose und Krieg. In Handbuch der Tuberkulose, Bd. 1,
    S. 854, 1943.
— Die Tuberkulose im Kriege. Med. Welt 1941, 32.
KLESSE, M.: Beitrag zum quantitativ-exogenen Tuberkuloseproblem und Wege
    zur Feststellung des wirklichen Tuberkuloseverlaufs im 2. Weltkrieg. Dtsch.
    Gesdh.wes. 1946, 688.
KNOLL, V.: Ungewöhnliche Lymphknotentuberkulosen im Erwachsenenalter.
    Dtsch. med. Wschr. 1948, 86.
KOCH, O.: Über Kriegs- und Nachkriegseinflüsse auf den Tuberkuloseverlauf.
    Dtsch. med. Wschr. 1947, 158.
— R.: Ein Beitrag zur Tuberkulosesterblichkeit. Dtsch. Gesdh.wes. 1946, 819.
— W.: In welchem Lebensabschnitt tritt der tuberkulöse Erstinfekt auf? Ärztl.
    Wschr. 1946, 41.
KOCHS, J.: Erfahrungen über die Knochen- und Gelenktuberkulose während der
    letzten Kriegsjahre. Tbk.arzt 1948, 406.
KÜPPER, A.: Der Stand der Tuberkulose in einer Großstadt des Ruhrkohlenreviers
    und Beobachtungen über Wandlungen der Tuberkuloseepidemiologie. Dtsch.
    med. Wschr. 1947, 223.
LÜTGERATH u. HEINZELMANN: Röntgendurchleuchtungen bei Ostflüchtlingen in
    einer ländlichen Tbk.-Fürsorgestelle. Tbk.arzt 1947, 33.
LYDTIN: Der Kampf gegen die Tuberkulose. Die Neue Zeitung, München 14. Juli
    1947.
PADE: Ernährung und Lungentuberkulose im Krieg. Beitr. Klin. Tbk. 99, 481
    (1943).
RADMANN: Wie verhält sich die Tuberkulose im Kriege? Öff. Gesdh.dienst B 9,
    209 (1943).
RAINER, A.: Zum Tuberkuloseproblem. Ärztl. Wschr. 1947, 822.
REDEKER: Entwicklung der allgemeinen Sterblichkeit in Berlin nach dem Kriege.
    Ärztl. Wschr. 1946, 26, 181.
ROLOFF: Tuberkulose. In Naturforschung und Medizin in Deutschland 1939—1946.
    Wiesbaden 1948.
SCHENCK, E. G.: Grundlagen und Vorschriften für die Regelung der Kranken-
    ernährung im Kriege. 4. Aufl. Berlin-Wien 1942. — Dtsch. Ärztebl. 1943, H. 5/6.
SCHRAG: Der Volksröntgenkataster im Kriege und die dabei in Württemberg, be-
    sonders in Stuttgart gemachten Erfahrungen. Öff. Gesdh.dienst B 9, 169 (1943).
— Die Tuberkulosehäufigkeit und -bekämpfung in Württemberg-Baden im Jahre
    1946. Tbk.arzt 1947, 96.
SCHRÖDER u. RIDDER: Beobachtungen über den Einfluß des Krieges auf den Ab-
    lauf der Lungentuberkulose. Öff. Gesdh.dienst B 7, 128 (1941/42); A 7, 633
    (1941/42).
SEEBER, F.: Zur Tuberkuloselage der Gegenwart. Dtsch. Gesdh.wes. 1946, 14.
SIEBERT, W. W.: Beobachtungen über den jetzigen Verlauf der Tuberkulose. Ärztl.
    Wschr. 1946, 134.
STAEMMLER, M.: Hat sich das anatomische Bild der Tuberkulose im Kriege gewan-
    delt? Dtsch. med. Wschr. 1944, 470.
STÜMPKE: Lupusprobleme. Jena 1940.
— Lupusumfrage. Z. Hautkrkh. usw. 1946, H. 9/10.
ULRICI, H.: Die Tuberkulosegefahr. Ärztl. Wschr. 1946, 246.
WURM, H.: Über die Bedeutung der tuberkulösen Erstinfektion im Erwachsenen-
    alter für die heutige Tuberkulosesituation in Deutschland. Klin. Wschr.
    1948, 231.

Sachverzeichnis.